U0311738

"十三五"国家重点图书出版规划项目

中国传统哲学视域下的中医学理

总主编　严世芸

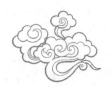

变易思想 · 生生之道

主编　尚　力　张苇航

上海科学技术出版社

图书在版编目(CIP)数据

变易思想·生生之道 / 尚力，张苇航主编. —上海：
上海科学技术出版社，2020.1
（中国传统哲学视域下的中医学理）
ISBN 978－7－5478－4742－8

Ⅰ. ①变… Ⅱ. ①尚… ②张… Ⅲ. ①中医学－医学
哲学－研究②中国医药学－文化研究－Ⅳ. ①R2－05
中国版本图书馆 CIP 数据核字(2019)第 298105 号

本书出版受以下项目支持：
国家社会科学基金重大项目"中华优秀传统文化传承体
系研究——中医优秀文化思想的传承研究"（项目编号
12AZD015）；上海市文教结合"高校服务国家重大战略出版
工程"。

变易思想·生生之道
主编 尚 力 张苇航

上海世纪出版(集团)有限公司
上海科学技术出版社 出版、发行
（上海钦州南路 71 号 邮政编码 200235 www.sstp.cn）
浙江新华印刷技术有限公司印刷
开本 787×1092 1/16 印张 9.5
字数 120 千字
2020 年 1 月第 1 版 2020 年 1 月第 1 次印刷
ISBN 978－7－5478－4742－8/R·1997
定价：76.00 元

内容提要

　　中医药文化植根于中华传统文化，积淀、融合、蕴含、体现着中华传统的哲学思想、思维方式和价值观念。从中医药切入，可以最直接、最便捷、最通畅地进入中华文明之门。中华传统哲学思想，包括三才、变易、中和、意象等，在中国的社会学、政治学、天文学、地理学乃至兵学、农学、医药学、建筑学、星相学、堪舆学之中，都是一以贯之的，这是中华文化的灵魂。"中国传统哲学视域下的中医学理"丛书以中华传统经典哲学思想为着力点，从三才、变易、中和、意象四个方面，深入探讨中华传统哲学思想与中医药文化的联系、渗透与影响，阐述中华传统哲学思想在中医药中的临床应用，对中医药文化的哲学基础进行系统的总结与分析。

　　本书是"中国传统哲学视域下的中医学理"丛书中的一本。本书分为五个部分：变易思想概论、变易思想的起源和发展、变易思想与中医学、变易思想对临床和医家思想的重要影响、结语。"变易之学"，为全面研究自然与社会是否发生变化，以及如何发展变化的学问。分析和探讨《周易》变易思想对中医学的影响，对医易会通理论体系的构建与发展有着深远的意义。

　　本书可供中医临床医师、中医文献及科研工作者、中医院校师生及中医爱好者参考阅读。

丛书编委会名单

总 主 编　严世芸

副总主编　王庆其　李其忠　朱邦贤

执行副总主编　陈丽云

编　　　委(以姓氏笔画为序)

于　凌　王庆其　王颖晓　朱邦贤

严世芸　李其忠　宋欣阳　张苇航

尚　力　姜青松　谢朝丹

前　言

　　"日月为易"，变易思想的发生是基于对天文和自然认识的成果。仰观于天，俯察于地，日月运行，昼夜更替，春夏秋冬，阴阳转换。

　　《周易·系辞》曰："生生之谓易。""易"逐渐发展成了中国古代认识和把握自然界事物运动发展变化规律的思想体系和方法论，成为中国传统哲学观的基石。张岱年在《中国哲学史大纲》指出：中国哲学有一个根本一致的倾向，即承认"变"是宇宙中之一根本事实。

　　明代医学大家张景岳说："《易》具医之理，医得《易》之用。"作为根植于中华文化沃土的中医学，《易》之思想同样成为构成其学术体系的认识论和方法论，以及探究自然界及人体生命、健康与疾病问题发展变化规律的思想武器。

　　本书从变易思想的发端、变易思想的文化源流做了系统梳理，讨论了变易思想对中医学术发展的影响，整理了变易思想在代表性医家的理论创新和临床实践中的应用。

　　阴阳、五行、元气论、易经八卦体现了变易思想，是中国人理解、诠释万物演化、联系的思想工具，这些思想工具是以天道为依据的，是古人对天文长期观察实测总结的规律，并非纯粹的臆想和经验直觉，中国人理解的地上万事万物和天道有着同样的节律，星象、天象、气象、物象，乃至人的藏象，按着天道固有的节律，有序展开、转换。世界恒动，生生不息，周而复始，春夏秋冬，生长壮老已，事物从无到有的，从有到无，这是天地大道。

　　变易思想与医学实践结合，渗透到理论建构和临床实践的方方面面，形成了一系列理论成果,形成了中医理论体系的基本格局,呈现出自己的鲜明特征。在气一元论和变易思想的影响下,中医以气化和阴阳之变来阐明生命的生化原理,建立了一个人与时空、万物相统一,身体各部分相互关联,形神一体的中医理论体系。《汉书·艺文志》云:"《易》道深矣,人更三世,世历三古。"变易作为《易》道中的一个重要思想,对整个中医学的形成与发展有着深远的意义。

《易经·系辞传》言"仰以观于天文,俯以察于地理,是故知幽明之故",中国传统文化对于世界有着自己的诠释方式,以天道明人事,是中国人的方式,与当今以还原论建构的意义世界并不相同。今日,离"天"远矣,希望这本小书可以给大家一点启发,是为记。

编著者

2019 年 12 月

目　录

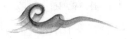

第一章
变易思想概论

《易传·系辞下》说:"天地之道,恒久而不已也。"又说:"易,穷则变,变则通,通则久。"张岱年在《中国哲学史大纲》指出"中国哲学有一个根本一致的倾向,即承认'变'是宇宙中之一根本事实。"①何为"变",《说文解字·三下》三下"支部":"变,更也。"《淮南子·氾论篇》谓"夫殷变夏,周变殷,春秋变周"。高诱注:"变,改也。"《荀子·不苟篇》"变化代兴",杨惊注:"改其旧质谓之变。"这是"变"的通义。又《小雅·广诂》:"变,易也。"《广雅·释诂三》:"变,扬也。""易""扬"通假,就是变易的意思。《尚书·盘庚》称:"人惟求旧,器非求旧,惟新。"春秋时代赵简子:"社稷无常奉,君臣无常位,自古以然。"

变易思想在先秦已形成。《易经》《老子》《易传》是中国传统"变易"观念的萌芽与确立三部重要著作。孔子曰"子在川上曰,逝者如斯夫,不舍昼夜"(《论语·子罕》),自然是一个连续变化的过程。老子以为道"独立而不改,周行而不殆"(《老子·二十五章》),并提出"反者道之动"(《老子·四十章》)的著名命题。庄子说:"物之生也,若骤若驰,无动而不变,无时而不移。"(《庄子·秋水》)所谓"万物化作,萌区有状,盛衰之杀,变化之流也"(《庄子·天道》)。认为事物生杀盛衰是一个连续演化变动的过程,强调"化"的意义。《易传》以运动的、变化的、对立与矛盾的观物方式,理解宇宙及社会人生,阐释世界,确立了中国传统的"变易"观,肯定了"变"的价值,被称为"群经之祖"。《四库全书总目提要·经部易类小序》评说道:"《易》道广大,无所不包,旁及天文、地理、乐律、兵法、韵学、算术,以逮方外之炉火,皆可援《易》以为说,而好异者又援以入《易》,故《易》说愈繁。"

所谓"易道"就是变易之道,北宋大儒程颐曰:"易,变易也,随时变易以从道也。"南宋的易学家杨万里亦云:"易者,圣人通变之书也。"

"变易"是中国传统宇宙观的基石,成为传统文化的基本观念,成为中国传统文化最重要的思想特征之一。

第一节　仰观天文,俯察地理,
　　　　变易思想发生的基础

《尚书·尧典》中说"乃命羲和,钦若昊天。历象日月星辰,敬授人时。"羲

---

① 张岱年.中国哲学史大纲[M].南京:江苏教育出版社,2005:109.

氏与和氏,负责观天推算日月星辰运行的规律,制定历法,敬慎地把天时节令告诉人们。

古人面南观日,观测"出日""纳日"。太阳东升西落,日出于东之阳谷,日入于西之昧谷,白天是太阳,光明,晚上是月亮,黑暗,昼夜之变是太阳的周日运动。太阳自南回归线的冬至点子时向北运动之北回归线,从北回归线再回到南回归线的冬至点,巡天一周为一年,一周年有三百六十六天,而有四季变化,周而复始,这也是老子所谓"道",《说文解字》曰"惟始太初,道立于一",此"一"乃日行之大圆。

研究资料显示,约 4 000 年前,古人就发明了立杆测日技术(图 1 - 1),以直立的杆为表,南北平放的标尺为圭,度量日影的长度。《中国天文学史》载春秋时期,表的规定长度为八尺,羲和就是标记日升日没时日影端点的人。日影一年的投影连线的轨迹就是太极图的原始形态,直观反映了太阳周年运动与寒热往复的关系,万物随着太阳的变化而变化的规律。

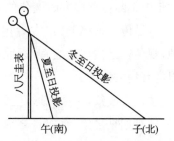

图 1 - 1 立杆测影示意图

日晷仪是古代利用日影测太阳时刻的计时仪,在表面上刻分 12 大格,每格 2 小时,日晷表影指向正北,为当地正午十二时,表影像现代钟表一样移动,每格一个时辰。十二辰分别为:子、丑、寅、卯、辰、巳、午、未、申、酉、戌、亥,乃一昼夜,明暗交替。《素问·金匮真言论篇》曰:"平旦至日中,天之阳,阳中之阳也;日中至黄昏,天之阳,阳中之阴也;合夜至鸡鸣,天之阴,阴中之阴,鸡鸣至平旦,天之阴,阴中之阳也。"

太阳运动的年周期、日周期的明暗寒热交替的往复变化是阴阳观念形成的基础。《周易·系辞》曰"一阴一阳之为道"。

《尚书·洪范》描述了"五纪:一曰岁,二曰月,三曰日,四曰星辰,五曰历数",即年、月、日、星象位时、日月周天度数的五种计时模式。

其中,四曰星辰,星,指二十八宿,辰,指十二辰。"宿"为星座表之意,古人把南中天的恒星分为二十八星区,沿黄道或天球赤道所分布的一圈星宿分为四组,以动物象形取象,称为四象,苍龙、玄武、白虎、朱雀,又称四维,是日、月、金、木、水、火、土的运动坐标,作为观测时的标记。古时以太阳视运动、月亮圆缺、星辰出没等周期,以及气候及物象变化为准制定历法。以太阳视运动周期来决定一年长短,为"占日";观察月相变化定一月长短,为"占月";又根据月象与太阳视运动的关系定一年长短,"占星"即考察星宿(如大火星)出没规律及其在天空中的高低隐显,来预知节候变化。《周易·乾凿度》曰:"天地烂明,日月星辰布设,八卦错序,律历调列,五纬顺轨。"古人观天,面南观七政(日月五星二十八宿),面北观北斗星运动。北斗星运转不息,《史记·天官书》"斗为帝车,运于中央,临制四乡",把斗柄夜半所指地平的方向定为四方,与地面的气候相应,划分四季,《鹖冠子·环流》"斗柄东指,天下皆春;斗柄南指,天下皆夏;斗柄西指,天下皆秋;斗柄北指,天下皆冬"。《史记·历书》:"黄帝考定星历,建立五行。"《白虎通·五行篇》:"言行者,欲言为天行气之义。"五行也就是一年中不断按顺序寒暖变化的五个时节,这也是五行观念的基础含义。

《易传·系辞下》:"古者包羲氏之王天下也,仰则观象于天,俯则观法于地,观鸟兽之文与地之宜,近取诸身,远取诸物,于是始作八卦,以通神明之德,以类万物之情。"

"在天成象,在地成形,变化见矣"(《易传·系辞上》),朱熹说"盖有如是之理,便有如是之象;有如是之象,便有如是之数;有理与象数,便不能无辞。易六十四卦,三百八十四爻,有自然之象,不是安排出来。"(《朱子语类·卷六十七》)

《道德经》说:"人法地,地法天。"通过这些自然观察,诞生了阴阳五行观,成为的变易思想发生的基础。

第二节　恒动相续,生生不息,
变易乃天地大道

《周易·系辞》说:"日月运行,一寒一暑。"日月运动不息,昼夜交替,四季变换,寒热消长,"日往则月来,月往则日来,日月相推而明生焉,寒往则暑来,暑往则寒来,寒暑相推而岁成焉"。日月的交替产生了光明,寒暑的变化产生了年岁。《易经》效法天地,以"日月为易,象阴阳也",以"—",为阳爻,象征太阳、阳气;以"--"为阴爻,象征月亮、阴气。《易传·系辞上》"变化者,进退之象也。刚柔者,昼夜之象也。六爻之动,三极之道也",卦象表达阴阳之气变化状态。

《易经·彖辞传》谓"日月得天而能久照,四时变化而能久成",变易是日月

运行、四季交替、万物变化的前提。恒卦，卦象下为巽，上为震。"恒，久也。刚上而柔下，雷风相与，巽而动，刚柔皆应""天地感而化生万物"，雷风相与，刚柔皆应，方有万物化生，万物化生是变易的结果，变易是世界存在方式。"恒，恒亨无咎，利贞；久于其道也。天地之道，恒久而不已也。利有攸往，终则有始也，日月得天而能久照，四时变化而能久成，圣人久于其道而天下化成。观其所恒，而天地万物之情可见矣！"

《易传·系辞上》又讲："为道也屡迁。变动不居，周流六虚，上下无常，刚柔相易，不可为典要，唯变所适。""屡迁""变动""周流""无常""相易"，都是变易，世上恒久不变的，是一切事物都处于运动变化之中。

《周易·乾》卦爻辞以龙为喻，曰："初九，潜龙勿用。九二，见龙在田，利见大人。九三，君子终日乾乾，夕惕若厉，无咎。九四，或跃在渊。无咎。九五，飞龙在天，利见大人。上九，亢龙有悔。用九，见群龙无首，吉。"六爻描述了一个太阳回归年，阳气从十一月、十二月的"潜龙勿用"，到次年九月、十月"亢龙有悔"的发展变化过程。《易经·彖辞传》："大明终始，六位时成，时乘六龙以御天。""乾道变化，各正性命。保合大和，乃利贞。首出庶物，万国咸宁。"所谓乾道，就是太阳在一年的运行变化（黄道）；所谓"各正性命"，就是春生夏长，秋收冬藏。大体所言就是乾卦卦辞的"元、亨、利、贞"，就是"保合大和"，好的意思。《史记·太史公自序》："夫春生、夏长、秋收、冬藏，此天道之大经也，弗顺则无以为天下纲纪。"[①]世界随着太阳的变化而变化，有秩序的变化，符合阴阳之道的变化才是"元、亨、利、贞"。

《周易·泰》卦辞："小往大来，吉，亨。""小往大来"即变动中才有"吉"与"亨"。《周易·革》卦辞，"己日乃孚，元亨，利贞，悔亡"，"己日"，太阳一周岁重新开始，"孚"指"不愆于期"，这句话是说，一元复始，万象更新，不可抗拒，悔之无用。革，本义为兽皮去毛者，引申为改革、革命之意。《周易·革》卦辞中说："天地革而四时成，汤武革命，顺乎天而应乎人。革之时大矣哉！"是说，不仅春夏秋冬之变要顺天而变，社会变革也要顺乎天意。汤武革桀纣之命，是应时而动，顺天应人。变易不仅是自然变化之道，也是社会变革，历史兴亡之道。《易经·系辞传》又说："圣人有以见天下之动，而观其会通，以行其典礼。"《易经·彖辞传》曰："圣人以顺动，则刑法清而民服。"圣人之动顺天意，按照特有的规

---

① 司马迁.史记[M].北京：中华书局，1996：3290.

律去变动,则民安口服,简而言之,人类社会发展需要不断变革,变革要遵循天道,这也是变易思想的重要内容。

《周易·系辞》说:"知变化之道者,其知神之所为乎。"《老子》说"生生不息",《易传·系辞上》也说"日新之谓盛德。生生之谓易",阴阳转变,变化不息,才有世界生生之意,就是所谓的易。孔颖达《周易正义》阐释说:"夫《易》者,变化之总名,改换之殊称。自天地开辟,阴阳运行,寒暑叠来,日月更出,孚萌庶类,亭毒群品,新新不停,生生相续,莫非资变化之力,换代之功。"

总之,《易传·系辞下》曰"天地之动,贞夫一者也",世上一切事物都处于运动之中,变化是一种普遍存在的道理。

第三节 刚柔相摩,八卦相荡, 变易的内在根据

《晋书·天文志》:"天圆如张盖,地方如棋局,天旁转如推磨而左行,日月右行,随天左转,故日月实东行,而天牵之以西没。"古人面南坐地观天,发现"上者右行,下者左行,左右周天,余而复会也"(《素问·五运行大论篇》),即太阳东升西落,从左向右运行,地球自转,由西向东转,此即"天气左行"(顺时针转),"地气右行"(逆时针转)。

天道左行,地道右行,太阳巡天一周的大圆即为道,太阳运行出昼夜之分,四季之变,春生夏长秋收冬藏之万物生生之律。

冬至点,天道已是阴气最盛时,天道之阳传到地面相差二个节气(30日),所以,地道阴寒最盛时是在大寒,此时,天道地道寒温点相合,乃所谓《易》之"六合"之源,阳气潜藏不用,冬至后45日,阳气始出地面,此时,为立春,四季之阴阳分于此。

圣人参天地,"立天之道曰阴与阳,立地之道曰柔与刚,立人之道曰仁与义"(《易经·说卦传》),云"昔者圣人之作《易》也……参天地而倚数,观变于阴阳而立卦,发挥于刚柔而生爻"(《易经·说卦传》),立八卦之象(图1-2),乾为天,坤为地,震为雷,巽为风,艮为山,兑为泽,坎为水,离为火,总称为经卦,以震卦为起始点,位列正东。按顺时针方向,依次为巽卦,东南;离卦,正南;坤卦,西南;兑卦,正西;乾卦,西北;坎卦,正北;艮卦,东北。如象征节气,则震为

春分,巽为立夏,离为夏至,坤为立秋,兑为秋分,乾为立冬,坎为冬至,艮为立春。序数为:坎一、坤二、震三、巽四、五为中宫,乾六、兑七、艮八、离九由八个经卦中的两个为一组的排列组合,则构成六十四卦。

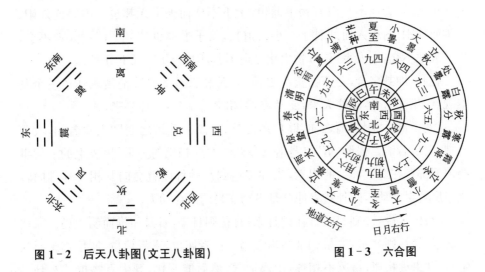

图 1-2　后天八卦图(文王八卦图)　　　图 1-3　六合图

以卦说天地相合,初爻起于北,乾卦用九(阳数),坤卦用六(阴数),二者相合差二个节气,"乾元用九,乃见天则"《乾·文言》,从"初九""初六"到"上九""上六",即子与丑合、寅与亥合、卯与戌合、辰与酉合、巳与申合、午与未合,此乃"六合"(图 1-3)。天地乾坤交合,乃阴阳和也。

《周易·坤》卦:"黄裳,元吉。"《易经·象传》云"黄裳元吉,文在中也",《易经·系辞传》"物相杂,故曰文",黄裳,是金色的阳光洒在地面,《易经·象辞传》说"天地感而万物化生",阴阳在天地间交互,阴阳交,万物生,谓"元吉",天与地的感应,阴阳相伴而生,须臾不离,化生了宇宙万物,《易经·系辞传》曰"一阴一阳之谓道",天之大德乃生生之意。

《周易·屯》卦"彖"曰"屯,刚柔始交而难生,动乎险中","象"曰"云雷,屯;君子以经论","屯"卦是继乾坤之后的第三卦。"乾"为阳,"坤"为阴,"屯"代表阴阳相交,万物初生的景象,初生之时,刚健与柔顺相交,乌云雷声交动,杂乱,象征事物初成时阴阳交的动荡艰苦。

《周易·泰》卦,下乾为阳气,上坤为阴气,阳气上升,阴气下降,内卦阳刚,外卦阴柔,天地交。"象"曰:"天地交而万物通也,上下交而其志同也。内阳而外阴,内健而外顺,内君子而外小人,君子道长,小人道消也。""象"又曰:"天地交，泰；后以财成天地之道，辅相天地之宜，以左右民。"认为天气下降，地气上升，天地相交，万物生，乃通泰。

《周易·否》卦，下坤上乾，象征"否闭"，"彖"曰："否之匪人，不利君子贞，大往小来。""天地不交而万物不通也，上下不交而天下无邦也。内阴而外阳，内柔而外刚，内小人而外君子。小人道长，君子道消也。""象"曰："天地不交，否。"天地不交，小人得道，万物生化之道不通，则"否闭"，天下分离。

乾卦、坤卦交合，乃万物资生之源，泰卦和否卦的卦辞清楚表达了一个基本观点，相交为变，小往大来，变乃吉，不相交为不变，大往小来，凶。

《老子》说："阖户谓之坤，辟户谓之乾；一阖一辟谓之变""大直若屈，大巧若拙，大辩若讷。"强调"道"自身潜含着两种对立相反的力量，世界上的一切事物内部都存在对立冲突的因素，当冲突达到某种程度就会向其相反的方向转化，"反者道之动"，这种对立冲突是事物变易的内在动力。

《易传·说卦》则曰："日往则月来，月往则日来，日月相推而明生焉。寒往则暑来，暑往则寒来，寒暑相推而岁成焉。往者屈也，来者信也，屈信相感而利生焉。""水火相逮，雷风不相悖，山泽通气，然后能变化，既生万物也。"八卦之象，阴爻阳爻相移，两两重叠生六十四卦，世界存在，即是阴阳之道，事物相反相成的内在因素相向而行，发生交感，所谓"刚柔相推"，而"刚柔者，立本者也"，《周易·系辞》曰"阴阳合德而刚柔有体"。"相摩""相荡"的运动，是世界变易的内在根据。

第四节　穷则变通，复归周行，
　　　　变易以天道为律

东汉郑玄解易，曰"《易》一名而含三义，'易简'一也，'变易'二也，'不易'三也"（《周易正义》）。

"天尊地卑，乾坤定矣。卑高以陈，贵贱位矣。动静有常，刚柔断矣。方以类聚，物以群分，吉凶生矣。在天成象，在地成形，变化见矣"（《易传·系辞上》），此为"不易"。

"刚柔相摩，八卦相荡。鼓之以雷霆，润之以风雨；日月运行，一寒一暑。乾道成男，坤道成女"（《易传·系辞上》），此为"变易"。

"乾以易知,坤以简能。易则易知,简则易从……易简而天下之理得矣"(《易传·系辞上》),此为"简易"。

朱熹解说,"《易》只是一阴一阳",而"阴阳"虽只是两个字,然却只是一气之消息,一进一退,一消一长,进处便是阳,退处便是阴;长处便是阳,消处便是阴。只是这一气之消长,做出古今天地间无限事来。所以"阴阳无一日不变,无一时不变"。"变易"是指宇宙万物都在变化,宇宙间"不易"的是"道","一阳一阴谓之道",大道至简,为"简易"。

夏至一阴生,冬至一阳生,周而复始,气终而象变,即事物走到终点(极端)则变向反面。《周易·丰》曰:"日中则昃,月盈则食,天地盈虚,与时消息,而况于人乎? 况于鬼神乎?"世界如日月,盛衰变化是一个普遍的法则。《易》曰"穷则变,变则通"。

老子认为天地之动,"其尤橐龠乎,虚而不屈,动而愈出",是一个像风箱一样的往复运动,一个动态自我循环过程,"道"周行不殆,万物生衍不息。老子的"道"具有周行性,通过自我循环完成复归,老子变易循环论讲,"复归"何处?"复归于婴儿""复归于无物""复归于朴",是无为思想的基础。

《老子》的"复归",一曰循环往复;二曰否极泰来。

"泰"卦,"象"曰:"无平无陂,无往不复。""天地际也。"地平极则为险陂,天行极则还复,此乃物极而返,天地之法则、自然之规律。

朱熹认为"阴阳本无始"。阴阳变易是一个连续不断的过程,它没有开端,也没有终结,只是循环不已,"谷之生,萌芽是元,苗是亨,穗是利,成实是贞。谷之实又复能生,循环无穷"(《朱子语类·卷一》),《易》"尺蠖之屈,以求信也"。朱熹进一步解释说"大凡这个,都是一屈一信,一消一息,一往一来,一阖一辟。大底有大底阖辟消息,小底有小底阖辟消息,皆只是这道理"(《朱子语类·卷七十六》)。这就是说,事物对立双方的相互包含、作用和转化,都是既有小循环,又有大循环。同时,变易是一个逐步发展的过程。"变化二者不同。化是渐化……变是顿断""化则渐渐化尽,以至于无。变则骤然而长""到得一元尽时,天地又是一番开辟"。(《朱子语类·卷二十四》)。《辞源》引《易经·乾卦》"乾道变化各正性命。"疏曰:"变,谓后来改前,以渐移改,谓之变化。化,谓一有一无,忽然而改,谓之为化。"

总之,天下事未有久而不变者,物极而反。穷则变,复归周行是变易的基本形式。

"人法地，地法天"，变易以天道为律。

在远古时代，人们已经建立了一套观察天象的方法，认识日、月、五星、二十八宿等天象规律，发现日、月、五星、二十八宿等天象周而复始按固定的节律运动，地面的气象、季节转换、物候的变化与天象变化相应，形成了以天象类万物的世界认知方法。

《易经·系辞传》说："仰以观于天文，俯以察于地理，是故知幽明之故。""是故法象，莫大于天地；变通，莫大于四时；悬象著明，莫大乎日月。""通乎昼夜之道而知。"

古人把日、月、五星、二十八宿等天象运动周而复始的节律和运动中相互固定的位移关系看作是阴阳变化之道的内在规律，并把它作为理解世界变化的基本依据，阴阳变化之道可以归结为一种"数"的关系，万物变化之"象"便是这种"数"变化后的呈现。

朱熹说："盖有如是之理，便有如是之象；有如是之象，便有如是之数；有理与象数，便不能无辞。易六十四卦，三百八十四爻，有自然之象，不是安排出来。"（《朱子语类·卷六十七》）

先天河洛学之宗师邵雍的《皇极经世书闲疑》说："神生数，数生象，象生器。""天下之数出于理。"邵雍以数衍象，敷衍出"元会运世""皇帝王霸""天地之数""万物之数"等涉及自然界与人类历史发展的许多象数模型。

《易经·系辞传》把天地互动关系，表达为："天一地二，天三地四，天五地六，天七地八，天九地十。""大衍之数五十，其用四十有九。""分而为二以象两，挂一以象三，揲之以四，以象四时，归奇于扐以象闰，五岁再闰。故再扐而后挂……天数五，地数五，五位相得而各有合。天数二十有五，地数三十。凡天地之数五十有五，此所以成变化而行鬼神也。乾之策二百一十有六，坤之策百四十有四，凡三百有六十，当期之日。二篇之策万有一千五百二十，当万物之数也。是故四营而成易，十有八变而成卦，八卦而小成，引而伸之，触类而长之，天下之能事毕矣。"

1. 七日来复，天行也 《周易·复》"亨，出入无疾，朋来无咎；反复其道，七日来复，利有攸往。"往复变化称为"复"，《周易·复》说"反复其道，七日来复，天行也。"《周易集解》引侯果曰"五月天行至午，阳复而阴升也，十一月天行至子，阴复而阳生也。天地运往，阴阳生复，凡历七月，故曰'七日来复'"，以天行阳消至极而夏长的过程来说明。以卦象论之，卦象的六个爻位从初爻到上爻象征着事物从始点到终点的时间流变过程，从初爻数到上爻，数到六，是卦的最上位,因此,它表示事物发展的极限。再从上爻艾继续返回数到初爻,是卦的最下位,其数恰好为七。七表示事物从始点发展到极限,然后又返回到始点的周期数,是新一轮循环的开始。

反复循环是天地之道,连续不断,层出不穷,"日新之谓盛德""生生之谓易"。阴阳变易,"物极必反"有规定的天地节律,周期是七。

2. 河图洛书　　《易传·系辞上》说"河出图,洛出书,圣人则之",河图洛书被称为中华文化之源头。邵雍说:"圆者,星也,历纪之数,其肇于此乎? 方者土也,画州井地之法,其仿于此乎。盖圆者,河图之数,方者,洛书之文,故羲、文因之而造《易》,禹、箕叙之而作《范》也。"

河图数字是指东西南北中五个方位,洛书进一步指出了九方位置,河图是太阳视运动一个封闭周期的图式,洛书是两个封闭周期的图式,这也是《易经·系辞传》把天地互动关系表达为"天一地二,天三地四,天五地六,天七地八,天九地十"的本意。(图1-4)

河图也与木、火、土、金、水五星出没的实录有关。水星 1 月、6 月黄昏时见于北方;

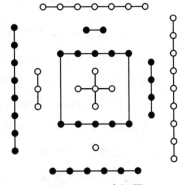

图 1-4　五方河图

木星 3 月、8 月黄昏时见于东方;火星 2 月、7 月黄昏时见于南方;土星 5 月、10 月黄昏时见于中天;金星 4 月、9 月黄昏时见于西方。

洛书术数结构,戴九履一,左三右七,二四为肩,六八为足,以五居中,五方白圈皆阳数,四隅黑点为阴数。也就是 1、3、5、7、9 为阳数,2、4、6、8 为阴数。其方位用数字表示出来便是洛书数理模型,每行、每列、对角线的三个数之和都等于 15,九数图数字的总和是 45。洛书通过这个数字来代表宇宙中的相互联系的事物,通过数字间的排列和联系来揭示事物之间的联系或反映事物之间的变化。洛书是数字化的太极图,其阳(阴)数的大小,代表了阴阳的盛衰。因此,阳气初生之位(子)用 1 来代表,阳极位(午)用 9 来代表。东方(卯位)3 代表阳气之升,西方(右,酉)7 代表阳气之降,均用数字的大小代表了阳气的盛衰,阴数位仿此。洛书用 9 个数字阐释了太极阴阳的消长变化,其各个方向以及中间之和均为定数,所呈现出一个太极圆图。也就是说,洛书用 9 个数字代表了一个周期的阴阳胜负消长,放在一日中就是一个昼夜的阴阳循环。(图1-5)

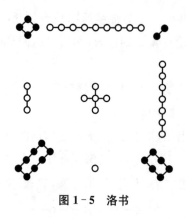

图 1-5　洛书

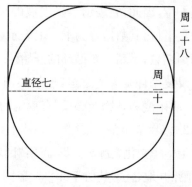

图 1-6　朱熹的《大衍圆方之原图》

3. 大衍之数五十，其用四十九　《周易·系辞》"大衍之数五十，其用四十九"，朱熹用《大衍圆方之原图》来推演(图 1-6)。

朱熹认为：

天圆之周长＝2πr＝2×3.14×7÷2＝21.98

地方四边之总长＝7×4＝28 日

圆地方之和数＝49.98

49.98，不足为体，虚进为 50，所以大衍之数为"五十"，为虚，"一"不用，只用 49，故称"四十九"为用。(李光地等《周易折中·卷二十一》"启蒙附论")①。

大衍之数，反映的是天圆地方的宇宙图式和阴阳变化之道，从初爻数到上爻，其数为六，六是卦的最上位，是事物发展的极限。再从上爻继续返到初爻，是卦的最下位，其数恰好为七。七表示事物从始点发展到极限再返回到始点的周期数《周易·复》曰"反复其道，七日来复"，这也是星象变化的直接摹写。"四十九"恰好是阴阳互动的周期七的倍增数。

乾父坤母，以七为期，这是古代"天圆地方"宇宙图式下，宇宙运动变化，阴阳互动变化的内在结构定数，是阴阳变化之大律。

老子说："知常曰明。不知常，妄作凶。"不知变化的规则，必然凶险。《易传·系辞上》云"圣人有以见天下之动，而观其会通，以行其典礼"，这种法则就是天地运行之定数。

天文、历法方面的规律总结，是天道的基础。总之，阴阳之变的背后是天地运行规律的定"数"，"数"既是"道"之律，是中医学理发展的思想基石。

————————————

① 纪昀，永瑢.景印文渊阁四库全书：38 册[M].台北：台湾商务印书馆，1986：5467.

第二章
变易思想的起源和发展

第一节 "变易"的文字学渊源

一、"易"之文字解

"易"在古文字中所见甚多,其字形亦有多种。从目前识读的最早字形来看,甲骨文中多作"🔹"或"🔹"之形,亦有将"🔹"释为"易"者,金文中作"🔹""🔹"及"🔹"形。如郭沫若所言"(甲骨文、金文)可以看出易字是益字的简化",而"益乃溢之初文,象杯中盛水满出之形"(《文史论集》)。因此金文中"易"用作"赐"或"錫",即赐予、赏赐之义。货币中"易"的字形则进一步简化。

许慎在《说文解字》中,认为"易"是象形文字,释为"蜥易,蝘蜓,守宫也",但又云"《秘书》说,日月为易,象阴阳也。一曰从勿"。这说明,"易"字在早期,就有着不同的造字来源和用法。"秘书"原指古代宫廷中秘密保藏之书,如西汉之天禄阁、东汉之东观所藏的书籍,皆可称为"秘书"。其中多为图谶纬学之书,因其关涉到推演预测,直接与国家气运、政治统治有着联系,因此更是秘不示人。此处许慎所引的《秘书》,学者多认为是关于《易》之纬书。那么,"日月为易,象阴阳"之说,当是汉代易学兴起之后才形成的,是当时学者通过对《周易》的认识,重新对"易"字的诠释,而与"易"的造字本义有一定差别。因此,段玉裁认为:"纬书说字多言形而非其义……(易字)下体亦非月也。"马叙伦认为《说文》中"日月为易"和"从勿"的说法可能皆不准确,不符造字本义。(《说文解字六书疏证·卷十八》)

许慎所持的"蜥易"说,历来也有不同看法。如高田忠周认为,"古易虫即龙也"(《古籀篇·九十八卷》),"龙"字小篆字形的偏旁,即是金文"易"的写法。顾实不同意《说文解字》中"易为蜥易象形"之说,认为金文中的"🔹"即是《易经》之"易",或从月,或从夕,因古文字中"月""夕"通用。又以"外""名"二字从"夕"引申,认为"易之造字从夕,亦取冥不可知之义",《易经·系辞传》曰"神无方而易无体",又曰"易无思也,无为也,寂然不动,感而遂通天下之故",正可为"易"之定义。又指出,古文字中"易"又从"彡",象画卦之形。因此,"易"字本即是为《易经》之"易"特造之专字(释易,《国学辑林》,一九二六年第一期)。值得注意的是,《说文解字·日部》还有"昒"一字,释为"尚冥也",是个明确的形声字,指天将明未明之时,在汉晋时常用于表示时间。《龙龛手镜》中又作"曶"。此字形可与顾实的说法互为参照,亦不排除早期曾混用的可能性。

但当前的看法,多依据许慎之说,认为"易"是根据蜥蜴等动物的形态所造的象形字。后世除借其作"赐"字外,又根据这一类的爬行动物行动迅速的特点,引申出"变化"一义。《易经》亦以此为名,反映出用占卜之术窥测自然界阴阳变化消长的现象。

要之,"易"之字形虽早,但其明确立意却不早于春秋战国时期。当时"易"已经衍化出多重含义。如《易经·系辞传》"生生之谓易",《管子·山至数》"王者乘时,圣人乘易"等说法,"易"皆指阴阳消长之势。《易经·系辞传》"日中为市,致天下之民,聚天下之货,交易而退","易"指交换。《易经·系辞下传》"易者使倾",《论语·八佾》"丧,与其易也,宁戚"中的"易",释为简慢、轻视。"易"还有移动、蔓延之义,如《尚书·盘庚中》"无俾易种于兹新邑"等。

直至汉代,经学勃发,对《周易》的诠释已经系统而完全,"易"之"变易"之义得到凸显,其源起亦被认为是来自蜴虫善于变化之形以及自然界日月阴阳更替的现象,并由此引申出"变易""简易""容易"等多重词义,为阐释《易经》之"易"的哲学概念铺垫下基础。

二、"变"之文字解

"变"字起源晚于"易",秦汉时才见其字,是个明显的形声字。《说文解字》:"变,更也。从攴,䜌声。""䜌"字会意,"从言丝",本义为"乱",又释为"治"或者"不绝",但在此仅表音。"攴"字即手拿树枝之形,故《说文解字》释为"小击",后除用作偏旁外,字形隶变作"扑"。徐灏《说文解字注笺》曰:"疑本象手有所执持之形。故凡举手作事之义,皆从之。""变"的意思比较明确,即变更、变化、改变。《小尔雅·广诂》:"变,易也。"《玉篇·言部》:"变,化也。"郑玄注《礼记·檀弓》:"变,动也。"意义皆相似。《易传》又进一步在释词中说明"变"的原理和机理,"一阖一辟谓之变"(《易传·系辞上》),"穷则变,变则通,通则久"(《易传·系辞下》)。《白虎通》中更是将"变"与"常"相对,称"变者,非常也",显示出"变"是不同寻常的状态。

因此,从"变"的意思演变看,体现了三重含义:一是"变"即"易",改变,更替;二是"变"为"非常",与"常"相对,体现的是改变后的状态;三是"变"蕴含了

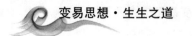

事物性质的变化或存在的更替,突出其变化的过程。

第二节　变易思想的哲学源流

一、"唯变所适"——《周易》变易思想

《周易》是古代中国典籍中拥有特殊地位的一部著作,号称"群经之祖",对于中国古代的思想文化领域的各个方面都产生了重要的影响。正如《四库全书总目提要·经部易类小序》所云:"《易》道广大,无所不包,旁及天文、地理、乐律、兵法、音韵学、算术,以逮方外之炉火,皆可援《易》以为说,而好异者又援以入《易》,故《易》说愈繁。"

虽然《易》道广大,但若提纲挈领,通过纷繁表象去探源溯流,便不难发现,其最核心的思想与理念并不复杂。这其中,变易思想便是其最为核心与基本的观念之一,甚至某种程度上可以将《周易》的思想内核浓缩为"变易"两字,所谓"易道"便是变易之道。关于这一点,历代的易学家的认识是大体一致的,如北宋大儒程颐便一针见血地指出:"易,变易也,随时变易以从道也。"南宋的易学家杨万里亦云:"易者,圣人通变之书也。"现代学者也多持此说,认为"易道即变道"(高怀民)。不唯如此,在《周易》被翻译为英文传播到西方时,也将其译为 the Book of Changes,应该说是立足于"易"字本义,颇为精确的把握了《周易》的精髓所在。

(一)"周易"之名的变易内涵

《周易》一书的主旨与变易思想密切相关,从其书名中便可推求一二。

关于《周易》之名的含义,古今讨论甚多,虽然迄今仍然没有统一的定论,但在长期的讨论中,也形成了相对较为集中的意见。

其中,对于"周"字的理解,分歧相对较少,一般有两种说法:一是认为"周"指朝代周代而言,即谓《周易》是西周时代的书。古代素有"三易"之说,即《连山》《归藏》《周易》,指的便是夏、商、周三个朝代所使用的筮书。另一种说法认为"周"系"周普",认为《周易》以《乾》《坤》两卦居六十四卦之首(乾坤为天地),象征着《易》道周普,犹天地之无所不备,故《周易》之"周",当为"周普"之

意。在这两种说法中，以周为朝代的说法较为盛行，是易学史上居于主流的说法。

但是，关于"易"字的含义，则古今分歧众多，但诸种阐释之中，多蕴含了变易的内涵，或以变易之义为主。兹择其主要者，略作分析。

1. **易为蜥蜴**　东汉许慎《说文解字》在"易"字下云："蜥易，蝘蜓，守宫也，象形。"所谓蜥易、蝘蜓、守宫皆为同类动物，这一解释主要是从象形着眼，将易字横过来看，正像一只壁虎，头、身、足、尾俱全。正如段玉裁《说文解字注》所云："上象首、下象四足。尾甚微、故不象。"这一说法对于后世影响甚巨，后世对于"易"字本义的解释多从此说。

当然，许慎的解释只是针对"易"字而言，并非针对《周易》而发。但是到了宋代学者的阐释中，已经将其与易学进行了关联，其着眼点便在于"变"。宋代训诂学著作《埤雅》中记载："蜴善变，《周易》之名，盖本乎此。"所谓"蜴善变"者，在古代文献中在所多有，如李时珍《本草纲目》所云："蜴即守宫之类，俗名十二时虫。《岭南异物志》言：其首随十二时变色。"而黄宗炎《周易寻门余论》中更结合《周易》对于蜥蜴的变色问题进行了阐释：

上古朴直，如人名官名，俱取类于物象，如以鸟纪官，及夔龙樱契朱虎熊黑之属是也。易者取象于虫，其色一时一变，一日十二时改换十二色，即今之析易也，亦名十二时，因其倏忽变更，借为移易改易之用。易之为文，象其一首四足之形。《周易》卦次，俱一反一正，两两相对，每卦六爻，两卦十二爻，如析易之十二时。

在古人看来，这种蜥蜴能在一日十二个时辰中改变十二种颜色，以作掩护而免遭外物侵害，故假借为"变易"之"易"。《周易》之书，言阴阳运行、万物变化之理，遂取"易"字为名。

2. **日月为易**　在《说文解字》"易"字下又引"秘书"的说法，认为"日月为易"，认为易字部首由上"日"下"月"构成，取日月更迭、交相变易为说。按"日月为易"之说，也见于稍后于许慎的魏伯阳《周易参同契》一书，原文为"日月为易，刚柔相当"。所谓"易"即象征阴、阳的推移变化，带有一定的抽象意味。但是关于这一说法，后世多有异议，如段玉裁注云"此虽近理，而非六书之所本，下体亦非月也"。

3. **易有三义**　"易有三义"之说最早见于汉代纬书《周易乾凿度》，其认为"易一名而含三义，所谓易也，变易也，不易也。"郑玄则进一步概括为："《易》

一名而含三义，'易简'一也，'变易'二也，'不易'三也。"也就是说，"易"字含有"简易""变易""不易"三种内涵，是为"易有三义"。由于符合《易》道，又简明扼要，因此，自纬书和郑玄明确提出"易有三义"的观点之后，迅速为后世所接受，几成定论。

实际上，"易有三义"直接的出处是纬书，但其思想来源却是《易经·系辞传》。在《易经·系辞上传》中，对于易的这三种内涵皆有阐发，如"乾以易知，坤以简能；易则易知，简则易从；易知则有亲，易从则有功；有亲则可久，有功则可大；可久则贤人之德，可大则贤人之业。易简而天下之理得矣""范围天地之化而不过，曲成万物而不遗，通乎昼夜之道而知，故神无方而《易》无体""广大配天地，变通配四时，阴阳之义配日月，易简之善配至德"。

具体来看，三义其实是易道一体的，只是各有侧重。如"易简"，《易经·系辞下传》曰："夫乾，天下之至健也，德行恒易，以知险。夫坤，天下之至顺也，德行恒简，以知阻。"这里，"易"与"险"对反，"简"与"阻"对反。《说文解字》："险，阻难也。阻，险也。"因此，不难则"易简"。孔颖达认为：《易》者，易也，音为难易之音，义为简易之义。"这里的"易"训为容易，"简"训为简单，"易简"不是一般所讲的容易、简单，而是至易、至简。所谓"变易"，在纬书中，是与其气化的宇宙论密切相关的。《乾凿度》云："变易者，其气也。"孔颖达《周易正义》明确指出"为道也屡迁，变动不居，周流六虚，上下无常，刚柔相易，不可为典要，唯变所适"，以言变易。而朱熹论变易之理则更为详细，他认为"《易》是阴阳屈伸，随时变易，大抵古今有大阖辟，小阖辟，今人说《易》都无著摸，圣人便于六十四卦，只以阴阳奇偶写出来，至于所以为阴阳，为古今，乃是此道理"（《周易折中》）。在朱熹看来，《周易》所反映的各种错综复杂的变化无非是阴阳二气屈伸变易的道理的体现。所谓"不易"，《易经·系辞传》开篇即云："天尊地卑，乾坤定矣；卑高以陈，贵贱位矣；动静有常，刚柔断矣。"先儒认为，这段话就是讲所谓"不易"的，如郑玄、李光地等均认为这段话即体现了"不易"的精神。《周易乾凿度》举例指出："天在上，地在下，君南面，臣北面，父坐子伏，此其不易也"（《乾凿度·卷上》）。因此，这里所说的不易实际上既包括了自然界的天地之常，也包括了社会中的人伦之常，这些均属于不易之常。

需要指出的是，从表面来看，"变易"与"不易"同为《易》之大义，似乎是矛盾的。但正是在这种表面的矛盾下，隐含着微妙的思想。从文字学上看，"变易"和"不易"这两个相反的意义包括于"易"一字中，为"对训"。此点钱钟书在

《管锥篇·论易之三名》中有详细的解释。单从"对训"本身所透显的思想看，"变易"与"不易"是一体之两面：一个存在，另一个必然同时存在；一个不存在，另一个必然同时消失。"易简"之生生导致至动的"变易"和有秩而不乱的"不易"，因此，在"易简""变易""不易"关系上，三者是互显互用的。"易简"生生的宇宙靠"变易"和"不易"来发显，而没有前者，后二者也无从显现。"变易"和"不易"又是"变"与"常"的关系，二者也是互显互用的，不可或缺。因此，三者密而为一体，互相显发，共同构成了生生不息的易道。

4. 易有五义　清代学者毛奇龄撰《仲氏易》，提出了"易有五义"的观点，认为"易"兼有"变易""交易""反易""对易""移易"五义。所谓"反易"，即三国虞翻所言两卦"反对"（卦体相互颠倒）；所谓"移易"，即东汉荀爽所言阴阳"升降"（阳爻上升，阴爻下降）；所谓"对易"，亦即虞翻所言两卦"旁通"（两卦六爻相互交变）。可见，毛氏多取汉魏《易》家说《易》条例以释"易"名，其基本的出发点是着眼于《周易》占筮中主"变"的特色而言。但事实上，所谓"易"兼有"变易、交易、反易、对易、移易"五义，实皆不出"变易"一义之范围，举"变易"而五义可尽赅。

关于"周易"之名中"易"的解释，当然不限于此。事实上，如果加上近代以来学者的"新解"，各种阐释有数十种之多。但是综观诸说，尽管立言纷纭，但其基本的出发点不出"三义"的范围。

汉以后，许多儒者又多次论到《易》之大义，皆不外"变易""不易""易简"等义，如宋性理学派程颐论"变易""不易"曰："《易》，变易也，随时变易以从道也。"（《程氏易传·序》）又云："六十四卦，三百八十四爻，皆所以顺性命之理，尽变化之道也。"又如朱熹认为："《易》有两义，一是变易，便是流行底。一是交易，便是对待底。"（《朱文公易说·卷一》）从下文分析可知，"交易"实际讲"不易"，因此，朱熹在这里讲到了《易》的"变易""不易"大义。清代易学家李光地在《周易折中》中全面总结了前清历代儒者对《易》之大义的阐发，认为"清儒言易有四义：不易也，交易也，变易也，易简也"（《周易折中·卷十三》）。虽然先儒表述《易》之义存在种种差别，但就其内涵而言，皆不外乎《易》之三义，至少还没有人明确对《易》之三义说提出质疑。至于近代学者关于易内涵的探讨也大致如此，如余永梁《易卦爻辞的时代及其作者》（《历史语言研究所集刊》第一本第一分，1931 年）认为筮法是周人所创，以代替或辅助卜法，较龟卜为简易，以其简易，故名其书曰《易》。此说与上举《周易乾凿度》所云"简易"之义，名同而实异。又如黄振华《论日出为易》一文（《哲学年刊》第五辑，1968 年 11 月，台湾商务印书馆）认为殷代甲骨文"易"字作"氚"，字形象征"日出"，上半部尖顶表示初出的太阳，中间弧线表示海的水平线或山的轮廓线，下半部三斜劈线表示太阳的光彩，并认为"日出"体现阴阳变化，故取"易"字为书名，大义亦主于"变易"而言，其旨皆不离"变易"。

正如《易经·系辞传》所说："圣人设卦观象，系辞焉而明吉凶，刚柔相推而生变化。"《易经·系辞传》也说："八卦成列，象在其中矣；因而重之，爻在其中矣；刚柔相推，变在其中矣；系辞焉而命之，动在其中矣。"于此可见，"易"之名书本义为"变易"，《说文解字》所释因"蜥易"之名而取"变化"之义可从。"易简""不变"等义，当为后起之说。

（二）《周易》宇宙图式中的变易思想

作为一部影响了整个中国文化史的著作，《周易》一书所蕴含的信息是十分奇特而丰富的。虽然关于它的性质，众说纷纭，但是谁都不能否认它在哲学史上的重要地位，特别是《易传》部分，更是堪称哲学专著，蕴含着深刻的意蕴与科学的见解，堪称是经过理性思考的结果。

这其中一个突出的表现便是《周易》通过构建的严整体系来对宇宙与人生进行解释，而这一宇宙图式并非寂然不动，而是处处充满了变易的思想："《易》有太极，是生两仪。两仪生四象，四象生八卦。八卦定吉凶，吉凶生大业。"（《易传·系辞上》）

所谓"太极"即指天地未开、混沌未分阴阳之前的状态，是古代哲学用以说明世界本原的范畴。"太极"一词，是中国文化史上的一个重要概念、范畴，就迄今所见文献看，初见于《庄子》："大道，在太极之上而不为高；在六极之下而不为深；先天地而不为久；长于上古而不为老。"其次所见便是上述《易传·系辞上》所引了。与《庄子》相比，《易传》中所述显然更为系统和严整，正如孔颖达所疏："太极谓天地未分之前，元气混而为一，即是太初、太一也。"

宇宙由处于混沌状态的"太极"衍生出来，有了天地阴阳这"两仪"。阴、阳两字的古义是背日和向日，起初并无任何哲学内涵。阴，《说文解字》曰"暗也，水之南、山之北也"，《说文系传》曰"山北水南，日所不及"。阳，《说文解字》曰"高明也"。阴阳学说缘自中国古人的自然观，古时的人从生活中各种对立又相连的大自然现象，如天地、日月、昼夜、寒暑、男女、上下等，以哲学的思维方式,归纳出"阴阳"的概念,它是一种相对的而非绝对的概念。早至春秋时代的《易传》以及老子的《道德经》都有提到阴阳,但是《易传》无疑是先秦阴阳学说的集大成者。

阴阳两仪生出少阳、老阳、少阴、老阴"四象",代表了阴阳属性的消长情况:阴中之阴——老阴;"阴中之阳"——少阳;"阳中之阴"——少阴;"阳中之阳"——老阳。四象是事物和现象分成四个阶段、四种相联系的情况,如春、夏、秋、冬;生、长、老、死等。为了更便于理解,古人又用了四种常见的事物代替上述四象。这四种常见的事物就是"木火金水":木——少阳;火——太阳;金——少阴;水——太阴。

在四象的基础上,阴阳属性的继续作用,又生成了新的阴阳组合——八卦。八卦皆是三个爻画组成,分别命名为不同的卦名并拟取相应的象征:天、地、雷、风、水、火、山、泽。八卦之中,不同的卦形配以不同的卦名,并拟取不同的象征物,表示各自的象征意义:

乾—天—健　　坤—地—顺

震—雷—动　　巽—风—入

坎—水—陷　　离—火—丽

艮—山—止　　兑—泽—悦

在基本象征物的衍生之下,八卦可以博取各种象征物,如乾卦既有天之象,又可以为君、父、龙等象,而坤卦既有地之象,也可以为臣、女、母、牛等象。于是,八卦的取象范围可以无限扩大,"近取诸身,远取诸物",包括了天地间的各种物象。

八卦是"经",也是构成并说明宇宙、人生变化的要素,这些要素的运行和衍生出六十四卦。也即"八卦"两两相叠,构成六十四个不同的六划组合体,即"六十四卦"(也称"别卦"),每卦中的两个"八卦"符号,居下者称为"下卦"(也称"内卦"),居上者称为"上卦"(也称"外卦")。

六十四卦的卦形、卦义均与八卦有着密切而直接的关系,从六十四卦的变化,就可以判断吉凶。这其中吉凶最基本的判断方式便是所谓上下卦之间的关系。吉凶判定,遵循事物发展的规律,趋吉避凶,就可以生成人生、社会的盛大伟业。

显然,这一宇宙图式是非常严整而自成体系的,通过这一图式,《周易》对于外部的世界进行了整体的系统的把握。而在这一宇宙图式中,处处都贯穿了"变易"的思想,时时处于变动不居的状态,正如《易传·系辞上》所描述的那样"是故刚柔相摩,八卦相荡,鼓之以雷霆,润之以风雨;日月运行,一寒一暑。乾道成男,坤道成女"。

(三)《周易》爻象、卦象中的变易思想

《周易》哲学内容广泛,如果大体而论,可以粗略分成象数与义理两大类,这二者不但共同构成了《周易》象征哲学的本质内涵,而且也是贯穿整个《易》学史的两大主要思潮。但不论是象数还是义理,其中都蕴含着丰富的变易思想。

所谓象数,是《周易》之象与数的合称。所谓象,主要指《周易》中的爻象、卦象而言,《易传·系辞下》云:"易者,象也。象也者,像也。"孔颖达《周易正义》言:"言象此物之形状也。"所谓数,则是之《周易》占筮中的阴阳奇偶之数以及交错变化之运的综合概念(张善文《象数与义理》)。象与数之间有着密切的关系,正如《易传·系辞上》所云:"参五其变,错综其数,通其变,遂成天地之文,极其数,遂定天下之象。"二者共同交融沟通,构成了独具特色的象数之学。在整个《周易》哲学体系中,六十四卦、三百八十四爻的卦象、爻象,与阴阳奇偶之数,实是一而二、二而一的概念。

下面先对《周易》爻象、卦象中的变异思想略作探讨。

1. 爻象   爻是《周易》宇宙图式的基本构成单位。那么为什么对基本的卦画以"爻"相称呢?据《说文解字》云:"爻,交也。"王弼云:"夫爻者何也?言乎变者也。""爻"的原意就是指阴阳之交变。

"阴""阳"在《周易》卦象系统中,分别呈中断的与相连的线条形状,即阴爻"‑‑"与阳爻"—"。至于为什么要用"‑‑"与"—"来指代阴阳两爻,则众说纷纭,迄今也无定论。但有一点是人们公认的:阴阳符号的形成,本于古人对宇宙间万事万物的直接观察,象征着广泛的相互对立的种种事物和现象。正是通过这种至为简单的图形,古人借以来表现寒暑、日月、男女、昼夜、奇偶等万物的矛盾对立情状,正所谓"一阴一阳之谓道"。《周易》六十四卦共有三百八十四爻,其中阳爻一百九十二,阴爻一百九十二,分别喻示自然界或人类社会中的一切"刚""柔"物象,体现事物运动变化的发展情状。

2. 八卦之象   八卦的基本象征物是拟取天、地、雷、风、水、火、山、泽这八种物象。为什么要这样拟取呢,如为何用三条阳画代表天,三条阴画代表

地,以及用其他六种形式代表雷、风、水、火、山、泽呢。原来这都是反映了阴阳属性彼此作用的结果:

乾(☰):三阳相迭,象征阳气上升为天。古人认为,天是由轻清明澈的阳气升腾而成。《淮南子·天文训》:"宇宙生气……清阳者薄靡而为天。"古人认为,天是轻清明澈的阳气升浮而形成的,故以三阳相迭为天之象。

坤(☷):三阴相迭,象征阴气下凝为"地"。古人认为,地是重浊的阴气沉聚而成。"积阴为地,故地者浊阴也。"

震(☳):上两阴下降,下一阳上升,象征阴阳冲突,爆发为雷。《淮南子·天文训》说:"阴阳相薄,感而为雷",可见古人认为"雷"是阴阳二气交相冲突而产生的,故以此形为"雷"之象。

巽(☴):风,两阳迭于一阴画之上,喻示二阳升腾于一阴之上,犹如"风"行地面。卦下一阴象土,上二阳象"风气"。《周易集解》:"风,土气也。"

坎(☵):水,一阳置于两阴之间,喻示上下为阴,中蓄一阳,犹如"水"以阴为表,内中却蕴藏着阳质。许慎《说文解字》解释水:"象众水并流,中有微阳之气。"《周易集解》:"坎,阳在中,内光明,有似于水。"

离(☲):火,一阴置于两阳之间,喻示上下为阳,中蓄一阴,犹如"火"以阳为表,内中却蕴藏着阴质。《淮南子·说林训》:"火中有水。"《周易集解》:"取卦阳在外,象火之外照也。"

艮(☶):山,一阳置于两阴之上,喻示上端为阳,二阴蓄于其下,象征"山"的上方表层凝有坚石,下含丰富湿土。"阴含阳,故石凝为山。"

兑(☱):泽,一阴置于两阳之上,代表上层为阴,二阳蓄于其下,喻示"泽"外表为阴湿之所,下层却含有大量阳气。《周易集解》:"阴在上,令下湿,故为泽。"凡泽面潮湿,泽下必蕴蓄许多热气。

显然,八卦的八种基本取象物多是从直观出发,是相对固定的,但是对于构成这些物象背后的阴阳力量,则是"刚柔相摩"、变动不居的。

3. 六十四卦卦象　《周易》一书主要由六十四卦构成。六十四卦每一卦都由六爻构成,也就说,可以看作是由两个三爻的八卦两两重叠而成的。而每一卦的基本卦义的判断最基本便是通过上下两卦之间关系而进行推定。如乾卦上下皆由"乾"(☰)组成,六画均是阳爻,卦形作䷀,所以朱熹称此卦为"阳之纯而健之至也"(《周易本义》)。卦形拟取两个乾(天)为象,象征"天"的运行周转不息。又如明夷卦,由下离(☲)上坤(☷)组成,象征"光明殒伤"。夷字意思是伤,卦名"明夷"即言光明遭损而暗淡。其象"明入地中";上卦坤为地,下卦离为日:日落地下,喻示光明损伤之义。全卦揭示了政治昏暗、光明泯灭之世的情状,赞美君子自晦其明、守正不移的品质。

六十四卦的排列亦有规律可循。孔颖达认为六十四卦的排列规律是"二二相耦,非覆则变"。所谓"二二相偶",是指《周易》六十四卦两两为对,共三十二对,如乾、坤为一对,屯、蒙为一对,按顺序依次为对。所谓"非覆则变",即今本六十四卦卦序排列有两种情况:其一是相邻两卦卦象互为颠倒。如需卦(乾下坎上)与讼卦(坎下乾上)、师卦(坎下坤上)与比卦(坤下坎上)等。也就是前卦倒置就变成了后卦,这是"反对卦",孔颖达称之为"覆卦",后人也叫作"综卦"。六十四卦中有五十六卦(二十八对)是这种关系。其二是乾、坤、颐、大过、坎、离、中孚、小过八个卦,可以构成四组,即乾、坤;颐(下震上坎)、大过(下巽上兑);坎、离;中孚(下兑上巽)、小过(下艮上震),两卦的爻象是相反的,即六爻交互变化,这是"正对卦",孔颖达叫"变卦",或叫"错卦""旁通"卦。因此说六十四卦的排列是非"覆"即"变"。

不唯如此,《易传》之中,还单由一篇《序卦传》,对于《周易》六十四卦排列次序,以及各卦次之间的关系,均进行了详细的阐发,揭示了各卦之间的相承相受的情况。因此,在《周易》六十四卦中,虽然每一卦都有相对独立,但是全体卦象实际上是密切互动的,而且正是由于这种密切的互动所带来的连锁反应,才能更好地展现《周易》哲学"唯变所适"的独特包容力。

4. 三百八十四爻象   六十四卦每卦六爻,从下往上数,第一爻叫"初"爻,第二、第三、第四、第五依次而数,第六爻称"上"爻。初爻若为阳爻,便叫"初九",若为阴爻,便叫"初六",最上一爻叫"上九"或"上六",其余的便是"九二、九三、九四、九五"或"六二、六三、六四、六五"。古人通常以爻所处位置代表事物的不同发展阶段,所遵守的处事原则是不相同的:

初爻:象征事物的开始、发端;应当谨记,潜藏勿用。

二爻:象征事物的崭露头角;可以适当进去。

三爻:象征功业的小成;当谨慎行事,以防凶险。

四爻:象征进入更高层次;谨慎小心,审时度势。

五爻:象征事物圆满成功;切忌不要得意。

上爻:代表事物的发展终极。物极必反。

对于具体爻象吉凶,绝非孤立的进行判断,而是要将其在全卦中的位置以

及与其他爻位之间的关系进行综合的判断。关于爻位之间的关系,历来有多种不同的通例,这里兹举几例:

其一,当位与失位。六爻位次,有奇位、耦位之分:初、三、五为奇位,亦称阳位;二、四、上为耦位,亦称阴位。《周易》六十四卦三百八十四爻,凡阳爻居阳位,阴爻居阴位,均称当位(亦称得正、得位);凡阳爻居阴位,阴爻居阳位,均称不当位(亦称失正、失位)。当位之爻,象征事物的发展遵循正道、符合规律;不当位之爻,象征背逆正道、违反规律。但当位、不当位亦非诸爻吉凶利弊的绝对标准,在各卦各爻所处的复杂条件、因素的影响下,得正之爻有转向不正的可能,不正之爻也有转化成正的可能。所以,爻辞中常常有警醒当位者守正防凶之例,以及诫勉不当位者趋正求吉之例。

其二,凡下爻紧靠上爻叫作承,就是以下承上的意思。《易》例侧重揭示阴爻上承阳爻的意义,即象征卑微、柔弱者顺承尊高、刚强者,求获援助;此时爻义必须视具体情状而定,大略以阴阳当位之爻相承为吉,不当位的相承多凶。

其三,凡上爻高凌下爻叫作乘,就是以上凌下的意思。《易》例以阴爻乘阳爻为乘刚,象征弱者乘凌强者、小人乘凌君子,爻义多不吉善。但阳爻居阴爻之上则不言乘,认为是理之所常。由此可以看出《周易》扶阳抑阴的思想。

其四,六爻之间逐爻相连并列者叫作比,就是两相比邻的意思。如初与二比,二与三比,三与四比,四与五比,五与上比即是。两爻互比之际,也体现着承、乘现象。例如《周易·讼》卦,初六与九二相比,则初以阴承阳,初爻遂吉;九二与六三相比,则三以柔乘刚,三乃有厉(危)。爻位互比的关系,象征事物处在相邻环境时的作用与反作用,往往在其他因素的交互配合下影响爻义的吉凶。

其五,凡六爻之间,处在下卦的三爻与处在上卦的三爻皆两两交感对应,叫作应爻。具体说,就是初爻与四爻交应,二爻与五爻交应,三爻与上爻交应。对应之爻一阴一阳的,可以两相交感,称为有应;如果两者俱为阴爻,或俱为阳爻,必不能交感,称为无应。这种有应、无应之例,与现代物理学中“同性相排斥,异性相吸引”的法则十分类似。爻位对应的关系,象征事物矛盾、对立面存在着谐和、统一的运动规律。

要之,不论是阴阳爻象,还是八卦之象、六十四卦之象,乃至于三百八十四爻之象,共同构成了《周易》易象的完整体系。不论是哪一层次的易象,其着力点均在于各个易象之间关系的变化与互动。正是由于相互间的关系是如此错综复杂,所以《周易》哲学才不会仅仅是一个个刻板的符号,而成为一个变化无穷的象征体系,可以囊括天地万物。

(四)《周易》占筮中的变易思想

《易经》原本是占筮之书,占筮是《周易》的重要功能,正如《周易·系辞》所言:"《易》有圣人之道四焉。以言者尚其辞,以动者尚其变,以制器者尚其象,以卜筮者尚其占。"如果说六十四卦为自然和社会的构成模式,则占筮就是认识自然和社会的方法,认识占筮方法有利于深入理解《周易》的思想。《周易》的占筮是筮得某卦,再查阅《周易》该卦的卦爻辞,以此推测所问之事的吉凶。

《周易》中保存了占筮的完整过程,是为"大衍之法",而从占筮的过程来看,每一个步骤不仅具有象征意义,而且以变为宗,所谓"四营成一变""三变成一爻""十有八变而成卦",可谓处处均是古人变易思想的完美诠释与展现。

《易传·系辞上》详细介绍了"大衍之数"揲蓍法。其演卦过程大致是:以五十根蓍草为大衍之数,先拿出一根放在外边不参与蓍草数目的变化,以象征天地未开之前的太极。只用四十九根蓍草。第一营,把四十九根蓍草任意分成两部分。左象征天,右象征地。第二营,于右边一堆取出一根置于左手小指、无名指间,象征人。第三营,以四根蓍草为一组,先用右手分数左边的蓍草,然后以左手分数右边的蓍草。每四根一数象征四季。第四营,分数完左右两边的蓍草后,每边的蓍草必有余数,或余一根,或余二三根,或余四根。再将左边蓍草的余数,置于右手无名指与中指间,将右边的蓍草余数,置于左手无名指与中指间。小指中的一根与左右两边数余下的蓍草,合起来必定是九或者五。至此完成第一变。一变之后剩余的两堆的蓍草为四十四根或四十根。两堆混合在一起,再按上述方法从第一营到第四营的程序数一遍,完成第二变。二变之后再将剩余的左右两堆蓍草四十根,或三十六根,或二十二根,按四营的程序再数一遍,此为第三变。三变之后可以确定出卦象中的一画或一爻之象。一卦六爻,共经十八变,便可得出六爻的形象,成为一卦,亦即"十有八变而成卦"。

确定一爻之象的方法,一是挂扐法。三变之后,其总数只能有四种情况:三十六、三十二、二十八、二十四。如为三十六,则为老阳之象;二十四为老阴

之象;二十八为少阳之象;三十二为少阴之象。阳爻之象画为"▬",阴爻之象
画为"▬▬"。画卦顺序由下而上。二是过揲法。第一变,挂扐之数不是五便是
九。第二变,挂扐之数不是四便是八。第三变之数与第二变同。三变挂之数
有八种可能:如为五、四、四,三数相加为十三,用四十九减去十三为三十六,
为老阳之象;如为九、八、八,三数相加为二十五,四十九减去二十五为二十四,
为老阴之象;如为五、八、八,三数相加二十一,四十九减去二十一为二十八,为
少阳之象;如为九、四、八,亦是少阳之象;如为九、四、四,三数相加为十七,四
十九减去十七为三十二,为少阴之象;如为五、四、八,也是少阴之象。挂扐法
和过揲法共同之处:都以三变的结果中找到三十六、三十二、二十八、二十四
之数,各除以四,则为七、八、九、六之数,七、八为少阳、少阴,九、六为老阳、
老阴。

　　在占蓍过程中,有一些通例格外凸显了《周易》注重变易的特性。其中最
典型的便是所谓"老变少不变"的原则。也就是说,在占蓍过程中,如果占卜结
果是老阳和老阴的,除了依据上面的规定划出阴阳爻外,还要进行变化,因为
《周易》的精髓就是变化。变化的方法是各自向自己属性相反的方向发展,也
就是老阴本来是阴爻,要变化成阳爻;老阳本来是阳爻,要变化成阴爻。

　　由于存在了变爻的可能,所以事实上最后在判断占蓍结果时就存在着很
大的变量。若本卦六爻皆七、八,就是不变之卦。绝无变动可能。主要以本卦
卦辞占,不须求宜变之爻。若本卦六爻皆九、六,就是全变之卦,也没有宜不宜
变的问题,而是全体六爻都得变(阳爻变阴爻,阴爻变阳爻),主要以所得之卦
卦辞断占,不须求宜变之爻。其他一爻变到五爻变的情形,都得先求其宜变之
爻。宜变之爻若为九(老阳),则变为八(少阴);若为六(老阴),则变为七(少
阳),而得出之卦主要以本卦变爻的爻辞断占,其余各爻不论是七八或九六皆
不计。宜变之爻若为七或八则不变(也无从变起),则以本卦卦辞断占。用来
占断的依据主要是卦爻辞和卦象:如果只有一爻发生变化,就以本卦发生变
化的那一爻的爻辞进行判断;如果有两爻发生变化,就以本卦发生变化的两爻
爻辞进行判断,并且以上面的一爻为主要依据;如果有三爻发生变化,就以本
卦的卦辞和变卦的卦辞为依据进行判断,并且依据不同的情况各有侧重;四爻
发生变化,就以变卦中不变的两爻爻辞为判断依据,并且以下面一爻的爻辞为
主;五爻发生变化,就以变卦中不变的那一爻的爻辞作为判断的依据;如果六
爻都发生了变化,对于"乾""坤"两卦来说就以"用九"和"用六"的爻辞来判断,

其他的卦就以变卦的卦辞来判断。如果六爻都没有变化,就以本卦卦辞断占。

关于《周易》的占蓍方法,后世有种种延伸与分化,但是不论是哪一种,万变不离其宗,均是在不断地变化中寻找相对符合要求的内容。

这里我们主要探讨的是《周易》元典中象数内涵中的变易思想,后世的象数之学虽然枝蔓横出,日益繁琐,但是万变不离其宗,变易的思想始终是其核心理念之一。如在汉代象数学上鼎鼎有名的易学家孟喜所创的"卦气说",主要展示的是天气变易的具体细微的情形。所谓"卦气说"是以坎震离兑四正卦,依次主一年冬春夏秋四时,每一爻值一节气,四卦二十四爻值二十四节气,其余六十卦中每五卦配一月,分配到十二月中,主七十二候。从四正卦主四时看,随着坎震离兑所表征的阴阳二气的由静而动、由微而达、由通而穷的变化,春夏秋冬四季依次相变而产生。从每一卦六爻所主的六个节气看,随着阴阳二气的细微变化,各个节气也应时出现,昭示每年变化的十二辟卦阴阳消息是周而复始,秩序是不变的。从每年十一月"复"卦的一极尽,必然消退转生阴气。阴气逐渐生长到"遁""否""观""剥"卦的二阴、三阴、四阴、五阴,至六阴而为"坤",阴气已穷极,必然消退而转生阳气,从而开始新一轮循环。

(五)《周易》义理中的变易思想

《周易》中的所谓义理之学,主要是偏重于对"形而上"的思想进行探讨,当然,即便是再纯粹的义理探讨,也无法完全脱离《周易》象数,同样,如果没有义理的深入探究与提升,单单沉浸于象数之中,《周易》也不可能上升为哲学著作,甚至成为古代哲学的重要源头。因此,正如《周易·系辞》中所言,"形而上者谓之道,形而下者谓之器"。由此看出,义理与象数二者的关系实际是密不可分的。

既然《周易》象数之中充满了"变易"的精神,自然,体现在哲学思想的探讨中,同样,"主变"的思想也是贯穿于《周易》哲学的各个层次与领域,堪称《周易》的灵魂。

1. 一阴一阳之谓道   《周易》哲学的核心是"阴阳"问题,《周易》的框架完全是由阴爻与阳爻这两个基本符号推演而成,而《易传》中,也用阴阳范畴全面地揭示了这一对基本符号,提出了"一阴一阳之为道"的哲学命题。

《易传》对于阴阳的表述很深邃,一阴一阳,就是又阴又阳,即有阳就有阴,有阴就有阳,阳可变为阴,阴可变为阳。阴阳两个方面相互联结,相互作用,相互转化，就是一切事物发展变化的规律，所以称为"道"。因此，要从两个方面观察事物的性质，既要看到阳的一面，又要看到阴的一面，不能有所偏废，见仁而不见智。阴阳两个方面的相反相成，互济互补，和谐统一，是天地万物存在和发展的必要条件和内在动力。正如程颐所言："《易》者，阴阳之道也。"（《程氏易传·序》）他认为《易》书所彰显的就是阴阳之道，即阴阳二气变化之理。这个理"自天地幽明，至于昆虫草木之微，无一而不合"（《河南程氏遗书》）。因此，变易是普遍的，上至天地之大，下至昆虫之微，甚至在幽明的鬼神两界，无一物不变，无一时不变。

从中国哲学的发展演变来看，阴阳思想确实是中国思维的最高范式。中国哲学中的自然（天）与人类、社会与个体、生理与心理之间的关系问题构成了中国哲学的三大问题，而这三大问题无一不是阴阳关系的问题。《易传》中反复强调阴阳范畴，阴阳模式从此成为中国哲学的基本思维模式，阴阳也成为中国哲学思想概念中的基石。

2. 强调矛盾对立　　《周易》通过卦爻象、卦爻辞的特殊形式，建构了一个相对完整的辩证体系。强调矛盾对立的思想，强调事物运动变化的思想。如《乾》卦取象龙的"潜""见""跃""飞"及"亢"的不同情态，展现了先民对自然与社会事物运动变化规律的认识与总结。又如《周易》以开天辟地的乾、坤两卦为开端，按序而相变，进入下一卦，而六十四卦以事情尚未完结的未济卦为终，表明世间万物之发展历程，无穷无尽，绝无法以成功告终，事物一阶段的结束，正是另一阶段的开始，一个"变易"的完成并不表示"变易"的结束。正如《周易·序》卦辞所总结的："物不可穷也，故受之以未济。"

《周易》强调"日新之谓盛德"，谓事物的变易总是生生相续，新新不停，永无止境。每日更新才是天地最大的德行，生而又生，不断有所创造，才称得上变易。强调要不断变革和创新，变革才有出路，创新才能发展。"阴阳不测之谓神"。事物的变化一方面有规律可循，有规则就有确定性，这叫作"常"，即上文所说的"道"；另一方面，又存在着变数，具有偶然性和不确定性，这叫作"神"。这神即神妙不测之意，是说阴阳变易没有固定的模式和方向，事先难以预料。俗话说"天有不测风云，人有旦夕祸福"，就是这个意思。因此，考察事物的变化，不能抱有成见，不能用一成不变的模式进行观察。

3. 强调人的主观能动性思想　　《周易》哲学摆脱了宗教神学将命运归于天命的束缚，鼓励人们自强不息。如乾卦九三"君子终日乾乾，夕惕若厉，无咎"、谦卦九三"劳谦,君子有终吉"、既济卦六五"东邻杀牛,不如西邻之薄祭"等,均是说明人的主观奋斗、谦虚、诚心,不仅决定着事情成败,甚至能改变天意。因此,《易经》尽管在本质上是一部筮书,受到当时思维水平的限制,尚未完全运用抽象概念范畴的体系去认识自然与社会,但其中闪烁的朴素辩证法思想,却表明人们的理性思维活动已经从早期宗教巫术的桎梏中解脱与彰显。

4. 忧患意识　　在《周易》看来,事物的变化过程,总是由于发展到极点,而向其自身相反的方面转化。这个道理叫作"物极则反"。因此,要随时保持忧患意识,"安而不忘危,存而不忘亡",防患于未然,才能避免走向反面。即使处于逆境,也不要动摇自己的信念,而应采取"屈以求伸"的策略,努力改变现状,迎接光明的到来。

5. 趋时尚中　　为了避免倾危,保持安定,将事业引向前进,《周易》提出了一套安身立命之道,首要的就是趋时尚中说。所谓中,就是不偏不倚,是将事物的各种矛盾处理得恰到好处,既不过分,又无不及,从而使事物处于最佳状态。所谓时,即时机、时运、时势;趋时,就是主动地适应时势,及时抓住机遇,对原有的东西随时加以变通。适时则吉,失时则凶。要求得生存和发展,必须"与时偕行""变通趋时",因时而行中道。

《周易》的变易思想当然不止体现在上面所概括的内容之中。宋代学者郑樵曾云:"《易》不可以形拘,不可以迹求。"(《易经奥论》)他认为《易》理只能从形而上和所以迹的层面去把握,从普遍的法则性上去理解,而不可拘泥于迹而不能自拔。对于变易之理的理解也是如此,在《周易》的体系中,有着大大小小无穷的阴阳变易情状,但其中所蕴含的变易之理是形而上的,普遍的,人们看不见、摸不着,于是便通过阴阳爻来表示阴阳二气,以六十四卦来指射阴阳变易之理,变易在卦爻象中因时、位等产生种种变化……要之,变易之理弥纶于万事万物,天下无一物不含变易之理,无一事不含变易之理。因此,变易之理是宇宙的普遍法则,属于形而上的常道。变易之理是体,而具体变易为用,是普遍的变易之理的发显,变易之理与具体变易是本与末、一与多、简与繁的关系。

《周易》的思维方式是以感悟为特色,在对事物整体把握的前提下运用辩证思维的方法论体系。正如《周易·系辞》谈到易道的变易时云:"易之为书也,不可远。为道也屡迁,变动不居,周流六虚,上下无常,刚柔相易,不可为典要,唯变所适。""唯变所适"一语可谓理解易道的关键,只要抓住变易之理这个易简之道,《周易》的哲理精髓就尽在掌握之中。

二、先秦诸子对变易思想的阐述

(一)《尚书》

《尚书》又名《书》或《书经》,是我国现存最早的历史文献,分为《虞书》《夏书》《商书》《周书》等几部分,以记言为主,保存了商周特别是西周初期的一些重要史料。相传经孔子整理,后世亦将其作为儒家经典的《五经》或《十三经》之一。虽然年代久远,篇章舛乱,真伪相杂,又有《今文尚书》《古文尚书》之争议,但其中所反映出的上古时期部分历史事迹和思想观念仍然较为贴近史实。

在《尚书》所记载的尧、舜、禹等上古君王的言行中,可以看出当时人们已经主动观测自然界的变化并从中寻找出规律,从而制定历法。如《虞书·尧典》:"(帝尧)乃命羲和,钦若昊天,历象日月星辰,敬授民时。"然后参照自然界的规律制定人事,以达顺利兴盛,"允厘百工,庶绩咸熙"。又有《洪范》一篇,旧传为箕子向周武王陈述的"天地之大法",现今多认为该篇为春秋或战国时儒者所作。其中所提到的"九畴",第一项即"五行","一曰水,二曰火,三曰木,四曰金,五曰土。水曰润下,火曰炎上,木曰曲直,金曰从革,土爰稼穑。润下作咸,炎上作苦,曲直作酸,从革作辛,稼穑作甘。"虽然此处的"五行"与《左传》中的"天生五材,民并用之,废一不可"中的"五材"说一致,但"五行"之"行"本身蕴含的"道路"之义,以及《尚书》对五行性质的记载,无疑是动态变化的。

在对自然现象变化的认识记录的基础上,《尚书》更重视的是政局民事的变动。如商代早期诸王,虽然表面上遵从"先王有服,恪谨天命"(《商书·盘庚上》),但连续发生王位纷争,甚至持续了近百年的"九世之乱"。直至盘庚即位,将要迁都至殷,旧臣以已数次迁都而力阻,盘庚引迟任言曰:"有惟求旧,器非求旧,惟新。"实际上是在承续传统的基础上,推行自己新的政令,最后达到商朝的复兴。

求新求变的追求,亦从政事拓展到人的自身修养。《夏书·胤征》中就说:"旧染污俗,咸与维新。"《商书·仲虺之诰》中将"德日新,万邦惟怀"与"志自满,九族乃离"相对比。又相传伊尹所作的《商书·咸有一德》中说:"今嗣王新服厥命,惟新厥德。终始惟一,时乃日新。"将坚持不懈地更新品德,克服诱惑,作为君主的必备修养。《周书·康诰》中还有"作新民"之说。可以看出，早期的统治者已经知道，变化是不可避免的，无论是自身还是朝政，因此要跟随形式，革故鼎新，时时诫励，以新迎变，才能立于不败之地。

从思想发展的角度来看，《尚书》所表现的"变易"思想，除自然哲学方面外，主要在于对社会变革、人事更替等历史现象的认识，充分体现出"人"在历史发展的大潮中具有主观能动性。这是与人们对自然现象观察的深入和当时社会急骤的变化密切相关的。这一思想对历史发展观有着重要影响，在当时的史书中，有着较多的记载和反映。如春秋时代晋国大夫史墨就从政局的更替中，提出"物生有两，有三，有五，有陪贰。故天有三辰，地有五行，体有左右，各有妃耦，王有公，诸侯有卿，皆有贰也。天生季氏，以贰鲁侯，为日久矣"的说法，总结道："社稷无常奉，君臣无常位，自古以然。"（《左传·昭公三十二年》）他还善用星占、筮占之术，推究人事的变化，开"五行相胜"说之先河。还有不少政治家、思想家用天道变化的规律，分析政局人事的变化。如邓曼指出："王禄尽矣，盈而荡，天之道也。"伍子胥言："盈必毁，天之道也。"《国语·越语》中，范蠡指出："天道盈而不溢，盛而不骄，劳而不矜其功。"其变化主要表现为"赢缩转化""时将有反，事将有间"。"天道"是自然界的规律，其存在本身"不易"；但"天道"一直处于赢缩变化之中，即"变易"。因此"变易"即"不易"的原则。要掌握"变易"的规律，即要了解客观形势的变化，充分利用这一法则。因此"随变而新"是人所必须采取的措施。

由《尚书》所提出的"新"，一方面是制度的革新，一方面是思想道德的更新。其"惟新"之说，被历代思想家所继承。在儒家经典中，即时时强调自新自强。如《诗经·文王》"周虽旧邦，其命维新"之语，指周虽是古老的邦国，但其秉承天命，除旧布新。《礼记·大学》中说引商汤的"盘铭"曰："苟日新，日日新，又日新。"宋代朱熹将《大学》篇独立摘出，作为儒家启蒙读物《四书》之一。"新"的观念实际已在儒家思想中不断地贯彻与渗透，体现着越变越好的发展趋势。这一观念的影响一直持续到 19 世纪及 20 世纪的西学东渐时期，甚至直至今日，还对中国的思想界、学术界产生着重要、深远的影响。

（二）《老子》

老子第一个提出"道"作为哲学的最高范畴（任继愈语）。"道"的原意是供人行走的道路，有四通八达之义，后来引申为途径、方法，包涵了普遍性和规律性。而"天道"在早期指天象运行的规律,后来用来描述自然界的规律以及人类生活的吉凶祸福等变化。老子将"道"与"天道"结合,用"自然无为"的观点,摒弃了"天道有知"的人格化观念,将其作为自然界的本体及其规律的反映。

哲学家陈鼓应认为,"先秦天道的一条主要脉络,是由《易经》到老子,而《易传》……老子的思想起了承先启后的作用。"《老子》从论述自然之道开始,延伸到人的社会生活和政治现象等现实世界。其中,"变易"思想,正是老子所论述的"道"的基本特征。

老子的"道"是先于天地存在的,即"有物混成,先天地生,寂兮寥兮,独立而不改,周行而不殆,可以为天下母。吾不知其名,字之曰道,强名之曰大"(《老子·二十五章》)。这样的一个存在是在永远循环往复运行的,"大曰逝,逝曰远,远曰返"(《老子·二十五章》)。因此,"道"是天下万物存在的根源,世间一切源于道,"道生一,一生二,二生三,三生万物"(《老子·四十二章》)。万物的产生是从阴阳二气的冲和交感之中产生的,正是"气"的运动使得"万物并作",生生不息。"道"所促成的"生"即是"变易"的源头。

老子认识到,世间万物是在不断发展变化的。有生即有灭,灭非永久消逝,而是"反"。万事万物都处于运动之中,经历着从生而壮、从壮而老的状态,如四季的更替、事物的发展莫不如此。因此他说:"飘风不终朝,骤雨不终日……天地尚不能久,而况于人乎?"(《老子·二十三章》)事物有其转化的规律,随着变化,必将走向终点,再向其相反的方面变化。如"正复为奇,善复为妖"(《老子·五十八章》),正常与怪异可互相转变,善良与邪恶也能彼此循环。物极必反,"有无相生"(《老子·三章》),因此"反者道之动,弱者道之用。天下万物生于有,有生于无。"(《老子·四十章》),老子描述事物从量变到质变的过程,除"反"之外,还用到"复"或"复归",更是说明了事物循环变化的规律,即事物运动变化的发展又返回到原来的基础状态。如"万物并作,吾以观其复。夫物云云,各归其根。归根曰静,静曰复命,复命曰常,知常曰明。不知常,忘作,凶。"(《老子·十六章》)"知其雄,守其雌,为天下蹊。为天下蹊,常德不离,复归于婴儿。知其白,守其黑,为天下式。为天下式,常德不忒,复归于无极。知其荣,守其辱,为天下谷。为天下谷,常德乃足,复归于朴。"(《老子·二十八章》)老子所"复"的有"婴儿""无极""朴"的状态,是老子哲学中对理想社会、理想人格的目的和追求。

在《老子》中,"变易"的过程由"生"而发,经历着从无到有、又从有到无的变易过程，这个过程又称作"周行"，即"道"的本质"周行而不殆"（《老子·二十五章》），形成一种理想的循环模式。其循环动力在于"道之动"，即道本身具有的内在动因。这种动因是基于"道"的内在矛盾而存在的，即事物内部具有的阴阳原始二性。阴阳的对立，导致相生相克，相推相荡，相反相成，也推进了事物的变化。

老子从"道"的性质出发，阐述了变易的过程，提出变易的动力，"反""复""复归"的模式和规律，为后世变易思想的深化打下了基础。

（三）《孙子兵法》中的变易思想

兵家，是一门实用性的理论学说。春秋战国时期，各诸侯间战事纷起，出现了不少军事家，军事理论也得到了总结和提升。《孙子兵法》就是我国现存最早的一部兵书，也是最有代表性的兵家经典著作。该书共十三篇，分专题论说，涵盖了从战略到战术的各个方面，如战前的战略谋划，战争筹备和动员，作战指挥，战场机变，军事地理和火攻、用间谍等特殊战法。从中可以看出，孙武将"变易"思想灵活运动在军事理论与实践中的实例。

与具体作战方法相比，孙子更强调战争的谋略和政治意义。在充分论述"兵者"的重要性、当上下一心的基础上，强调用兵前当善于造势，"计利以听，乃为之势，以佐其外；势者，因利而制权也"（《孙子兵法·作战篇第二》）。因为用兵对国力消耗巨大，所以"兵贵胜，不贵久"（《孙子兵法·始计篇第一》）。要把握好用兵之"势"，速战速决，就必须"谋变"。战场上的情形千变万化，善于用兵者，一定要具备优秀的应变能力。即他在《九变》篇中说的：凡用兵之法，将受命于君，合军聚众；圮地无舍，衢地合交，绝地无留，围地则谋，死地则战，途有所不由，军有所不击，城有所不攻，地有所不争，君命有所不受。故将通于九变之利者，知用兵矣。将不通于九变之利者，虽知地形，不能得地之利矣。治兵不知九变之术，虽知地利，不能得人之用矣（《孙子兵法·九变篇第八》）。但孙子谋变的前提是相对稳定的，即强调用兵之"道"，要把握战争的规律，"善用兵者，修道而保法，故能为胜败之政"（《孙子兵法·军形篇第四》）。"兵者，诡道也"（《孙子兵法·作战篇第二》），这是作战的原则，是不变的；但在作战中，要根据条件，制造"变"的形式，"故能而示之不能，用而示之不用，近而示之远，远而示之近。利而诱之，乱而取之，实而备之，强而避之，怒而挠之，卑而骄之，佚而劳之，亲而离之。攻其无备，出其不意"（《孙子兵法·始计篇第一》），这是对"变"的掌握和创造。

要掌握战场主动权，就要创造"变"，必须从形、势上下功夫。"善攻者，动于九天之上""胜者之战，若决积水于千仞之溪，形也"（《孙子兵法·军形篇第四》），"善战者，其势险，其节短，势如张弩，节如机发"（《孙子兵法·兵势篇第五》），只有创造好形势，才能迅速、灵活地发动"变"而达到目的。孙子认为："兵形象水，水之形，避高而趋下；兵之形，避实而击虚。水因地而制流，兵因敌而制胜。故兵无常势，水无常形；能因敌变化而取胜，谓之神。"（《孙子兵法·虚实篇第六》）无不强调取胜之道，在于充分利用形、势，创造迅捷之"变"。

孙子指出，在作战中要灵活运用分数、形名、奇正、虚实等因素，尤其是"奇正"。"凡战者，以正合，以奇胜"。"正"即原则、规律、"道"，是相对恒定的；"奇"即变化，是具体的方法，是灵活变通的。"故善出奇者，无穷如天地，不竭如江河，终而复始，日月是也；死而复生，四时是也。声不过五，五声之变，不可胜听也。色不过五，五色之变，不可胜观也。味不过五，五味之变，不可胜尝也。战势不过奇正，奇正之变，不可胜穷也。奇正相生，如循环之无端，孰能穷之哉！"（《孙子兵法·兵势篇第五》）说明要根据战争不断运动变化的特点，因此用兵亦要灵活、奇妙、辩证。其后具体的"行军""地形""火攻""用间"诸篇无不是这一原则的具体应用。

总之，《孙子兵法》从多方面对军事规律进行了探讨，分析了战争中各种矛盾运动的变化，整体、全局而又动态地把握战争情况，充满了辩证的智慧。其中所蕴含的变易思想，实际已经涵盖了"不易"之道和"变易"之法的双重含义。在具体运用中，时时体现了识变、应变、创变的特点，才能最终达到"知己知彼，百战不殆"（《孙子兵法·谋攻篇第三》）。

（四）法家以变易历史观为基础阐述变法的合理性

法家是前秦时期提倡法治的学派。其从春秋时期的管仲、子产发轫，经李悝、吴起、商鞅、慎到等人的发挥，最后由韩非对法家学说进行了总结。该学派主要以思想为维系，代表人物之间多无明显的承续关系，且在当时多积极参与各国政治事务而取得明显成效，属于崇尚实际并付诸行动的一批思想家。

正因为此，法家人物多为"变易思想"的积极推动者和实践者。在他们当政期间，以变法改制为己任，主张根据时势，改革旧制，重农强兵。如商鞅变法，其思想基础就在于他变化的历史观。与其他各家各派多主张"复古改制"

或"托古改制"不同,他明确地采用"反古改制"的做法。在记录其言行的《商君书》中,开篇就记载了他针对秦大夫甘龙"圣人不易民而教,知者不变法而治"的说法,指出"三代不同礼而王,五霸不同法而霸,故知者作法,而愚者制焉;贤者更礼,而不肖者拘焉。拘礼之人,不足与言事;制法之人,不足与论变"。并驳斥杜挚"法古无过,循礼无邪"的论调,言"前世不同教,何古之法? 帝王不相复,何礼之循? 伏羲神农教而不诛,黄帝尧舜诛而不怒,及至文武,各当时而立法,因事而制礼。礼法以时而定,制令各顺其宜,兵甲器备各便其用。臣故曰:'治世不一道,便国不必法古。'汤武之王也,不循古而兴;殷夏之灭也,不易礼而亡。然则反古者未可必非,循礼者未足多是也。君无疑矣。"(《商君书·更法第一》)明确指出,君主治理国家,应当适应变化的形势,"因世而为治,度俗以为法"(《商君书·壹言》)。

商鞅的变法实践,是建立在他对历史发展认识的观念上的。在《商君书·开塞第七》中,描绘了他所认识的历史阶段发展过程,"天地设而民生之。当此之时也,民知其母而不知其父,其道亲亲而爱私。亲亲则别,爱私则险,民众而以别险为务,则民乱。当此时也,民务胜而力征。务胜则争,力征则讼,讼而无正,则莫得其性也。故贤者立中正,设无私,而民说仁。当此时也,亲亲废,上贤立矣。凡仁者以爱利为务,而贤者以相出为道。民众而无制,久而相出为道,则有乱。故圣人承之,作为土地货财男女之分。分定而无制,不可,故立禁。禁立而莫之司,不可,故立官。官设而莫之一,不可,故立君。既立君,则上贤废,而贵贵立矣。然则上世亲亲而爱私,中世上贤而说仁,下世贵贵而尊官。"这是一个由原始社会向阶级社会的发展。由于社会现实的不同,因此所采取的措施也必须不同,因时制宜,即"此三者,非事相反也,民道弊而所重易也,世事变而行道异也"。

韩非子总结了前代法家的思想和学说,并结合政治实践之得失,将法家学说系统化,提出以"法"为中心,"法""术""势"三者结合的法治思想。在哲学观念上,对老子思想有了进一步的发挥,如在"道"的基础上,阐发了"理"的概念,认为"道者,万物之所然也,万理之所稽也。理者,成物之文也;道者,万物之所以成也。故曰:道,理之者也……稽万物之理,故不得不化;不得不化,故无常操;无常操,是以死生气禀焉,万智斟酌焉,万事废兴焉"(《韩非子·解老》)。"道"是自然界的规律和法则,而"理"是事物的特殊规律,而世间的一切,包括"道"与"理",都是在不断变化的,"故定理有存亡,有死生,有盛衰。夫物之一存一亡,乍死乍生,初盛而后衰者,不可谓常"(同上)。反映在对社会的认识上,人类历史也是在不断变化的,故"世异则事异""事异则备变",如"上古竞于道德,中世逐于智谋,当今争于气力"(《韩非子·五蠹》),为变法打下了认识论的基础。

虽然先秦诸子中,多持历史变易观的论调,这与当时社会生产力变革,阶级变化,"礼崩乐坏"的实际情况密切相关。如果固守僵化,必会被时代所淘汰。因此,无论是管子提出的"随时而变,应俗而动"(《管子·正世》),墨家的"尚贤""尚同",儒家的"克己复礼",道家的"礼义法度者,应时而变者也"(《庄子·天运》),都是根据政治目的和现实情况,所设想的方法和措施。但其中,现实操作性最强的还是法家学说,因为他们所持的变易思想最为彻底,应变能力和实用性最强。"变易思想"虽然在先秦各家中都有或多或少的体现,但唯有法家,将其彻底贯彻在行动之中,达到了理论和实践的统一。

(五) 阴阳家的"五德终始"说

五行学说的记载最早见于《尚书》,体现了人们对组成自然界的物质及其之间关系的认识。从春秋战国时期开始,五行学说被阴阳家作为理论基石,其应用更为广泛,不仅在天文地理、易理医药等领域被作为说理工具,而且被引入政治和人伦领域,以证明社会关系变化的合理性。

将"五行"学说拓展为"五德"之说的代表人物是战国时期的阴阳家邹衍。他主张的"五德"即是木、火、土、金、水所代表的五种物质的德性,通过"五行"之间生克乘侮所带来的变化,来预测历史变迁和王朝兴衰,即"五德终始"学说。邹衍认为,"五德从所不胜,虞土、夏木、殷金、周火"(《文选》李善注引),"代火者必将水"(《吕氏春秋·应同》)即王朝更替是从五行相克角度进行的,木克土,金克木,火克金,水克火,由此说明政事上应天运的变易,王朝的兴起也必见天意符瑞作为象征和验证。这样的说法对于当时新兴统治势力的兴起有着很大的帮助,因此"邹衍以阴阳主运显于诸侯"。邹衍同样也持历史变易论,认为政随时变,当因时而制宜,言"政教文质者,所以云救也。当时则用,过则舍之,有易则易之,故守一而不变者,未睹治之至也。"(见《汉书·严宣传》)至秦统一六国之际,吕不韦更是对"五德终始说"作了详细的解释和发挥,如《吕氏春秋》卷十三《应同》篇中言:"凡帝王者之将兴也,天必先见祥乎下民。黄帝之时,天先见大蝼大蝼,黄帝曰'土气胜',土气胜,故其色尚黄,其事则土。及禹之时,天先见草木秋冬不杀,禹曰'木气胜',木气胜,故其色尚青,其事则木。及汤之时,天先见金刃生于水,汤曰'金气胜',金气胜,故其色尚白,其事则金。及文王之时,天先见火,赤乌衔丹书集于周社,文王曰'火气胜',火气胜,故其色尚赤,其事则火。代火者必将水,天且先见水气胜,水气胜,故其色尚黑,其事则水。"为秦朝一统天下打下舆论的基础。

从历史事实看,汉代的史学家和思想家也都是接受了这种观点的。如司马迁在《史记·秦始皇本纪》中说:"始皇推终始五德之传,以为周得火德,秦代周德,从所不胜。方今水德之始,改年始,朝贺皆自十月朔。"汉代初年,朝廷曾因遵奉何种德性展开了一场大讨论。汉高祖时,张苍认为汉应承周,定为水德;汉武帝时,又依董仲舒的提议改为土德;西汉末年,刘向、刘歆父子重新修订了"五德终始说",将五行相胜而承改为五行相生而承;东汉时接受了这一说法,正式定正朔为火德。此后,王朝更替之际,多据所出现的祥瑞而定正朔之德,以此作为合理性统治的重要步骤,如晋承金德,隋承火德,唐承土德,宋承火德等。

"五德终始说"很明显地是一种机械的周期律,主要利用天人感应的思想,对社会政治进行解说与修饰。它与汉代流行的谶纬神学思想是紧密结合的。元代以后,思想界对此已经不再认同,它也被统治阶层所抛弃。但"五德终始说"作为一种体现循环变易的历史观,在特定的历史时期有着很大的影响,是"变易思想"在历史发展认识论上的反映。

三、后世对变易思想的演绎与发挥

(一)汉代经学家正式提出"易之三义"

汉代伊始,社会逐渐稳定,政府采取了多种措施恢复社会生产,并鼓励文化的发展,秦火后散落在民间的书籍得到收集整理。汉初,黄老之说占据统治地位,但到武帝之时,儒家学说逐渐登堂入室。由于董仲舒等人将其与社会政治形势的变化紧密结合,进行重新阐释和力推,终于"罢黜百家,独尊儒术",儒家经典正式成为官方的学术,形成了以"五经"为中心的经学体系。

由于秦始皇焚书时不焚《周易》,且对占筮颇感兴趣,因此易学书籍没有像其他学说那样出现大规模散失,得以传承不绝。汉初统治者对易学也十分推崇,涌现了一大批研究《周易》的学者,最具代表性的有陆贾、贾谊、刘安等人。他们的天人一体的整体观、推天道而明人事的思维方式、阴阳变化的辩证思想,都是对《周易》的继承与发挥。如《淮南子》中,以"气一元论"为核心,对宇宙世界的发生和建构进行了阐释,"有始者,有未始有有始者,有未始有夫未始有有始者;有有者,有无者,有未始有有无者,有未始有夫未始有有无者。"(《淮南子·俶真训》)"天地之袭精为阴阳,阴阳之专精为四时,四时之散精为万物。积阳之热气生火,火气之精者为日;积阴之寒气为水,水气之精者为月。"(《淮南子·天文训》)这类天道自然、物类交感的观点与老子的思想一脉相承。

董仲舒是西汉易学史上的重要人物,《周易》的思想观念在他的《春秋繁露》一书中得到全面的继承和发展。董仲舒研究易学主要还是从义理入手的。他将阴阳五行学说拓展到人事领域,倡"天人感应"论,赋予"天"以人格化和道德意义。他将"天"作为"不易"的存在,称"道之大原出于天,天不变,道亦不变"(《举贤良对策》)。他对"变易"之说的认识,主要体现在他对阴阳五行的发挥之中。他将万物统一于五行,五行统一与阴阳,阴阳统一于天,"天地之气,合而为一,分为阴阳,判为四时,列为五行。行者,行也,其行不同,故谓之五行。五行者,五官也,比相生而间相胜也,故为治,逆之则乱,顺之则治"(《春秋繁露·五行相生》)。他述五行之相生、相克、顺逆、治乱,并将其与政务人事相维系,一定程度上体现了事物之间互相影响变化的现象,但他推崇的阴阳灾异之说,也为后来谶纬之学的盛行打下了基础。他提出的"易本天地,故长于数"(《春秋繁露·玉杯》),也是后来孟喜、京房等人象数医学的发端。除自然哲学和认识论中体现出的"变易"思想外,董仲舒继承并发挥了邹衍的"五德终始说",提出"三统说",即夏为黑统、商为白统、周为赤统,朝代改变时,必须"改正朔,易服色",以"顺天志",但仅"有改制之名,无易道之实"(《春秋繁露·楚庄王》),即具体形式可以改变,但作为原则和规律的"道"始终是不能改变的。虽然董仲舒所持的仍是循环论的历史变易观,但他对于《易》的阐释开启了汉代易学研究的多学派时代,亦已经蕴含了郑玄所正式提出的"易之三义"的思想。

扬雄是西汉末年有代表性的哲学家和思想家,著有《太玄》和《法言》。前者模仿《周易》的形式,后者模仿《论语》的形式。当时和后世对《太玄》评价甚高。如桓谭曾曰:"扬雄作玄书,以为玄者,天也,道也。言圣贤制法作事,皆引天道以为本统,而因附续万类、王政、人事、法度,故宓羲氏谓之易,老子谓之道,孔子谓之元,而扬雄谓之玄。玄经三篇,以纪天、地、人之道。立三体,有上中下,如禹贡之陈三品。三三而九,因以九九八十一,故为八十一卦。以四为数,数从一至四,重累变易,竟八十一而遍,不可损益,以三十五蓍揲之。玄经五千余言,而传十二篇也。"(《法言义疏八·问神》引《后汉书·张衡传》章怀太子注引桓谭《新论》)可见扬雄的"玄"等同于"易""道"与"元",体现了天地万物变化的规律。《太玄》用三分法将事物的变化划分为九个阶段,再相互组合为"八十一首",形成"七百二十九赞",相当于《周易》的爻辞。并认为事物的发展、人事的吉凶要经历九个过程,即"心思乎一,反复乎二,成意乎三,条畅乎四,著明乎五,极大乎六,败损乎七,剥落乎八,殄绝乎九"(《太玄图》),但消退和生长是相反相成的,顺利和舛逆也是交替发生的。他认为天地互相作用产生万物,"天地交,万物生"(《法言义疏五·修身》)。事物有因循,有变化,"夫道有因有循,有革有化;因而循之,与道神之;革而化之,与时宜之;故因而能革,天道乃得;革而能因,天道乃驯。夫物不因不生,不革不成。"(《法言义疏六·问道》)扬雄除对"变易"之"变"进行了较多的阐述外,对"简易"之理也进行了阐发。"或问:'天地简易,而圣人法之,何五经之支离?'曰:'支离盖其所以为简易也。'已简,已易,焉支? 焉离?"其疏引《周易·系辞》云:"乾以易知,坤以简能。易则易知,简则易从。"又引司马云:"道之未明,则支离以明之;道之既明,则坦然简易,安用支离也? 言经者所以明道,道既明,则经不繁矣。"(《法言义疏十一·五百卷》)说明天地之道所具有"简易"且"不易"的特点。

两汉时期,谶纬之学盛行,关于《易》的纬书甚多,至今流传下来的有《易乾坤凿度》《易乾凿度》《易稽览图》《易辨终备》《易通卦验》《易是类谋》《易坤灵图》等。虽然其中夹杂了不少荒诞之说,但也反映出当时易学广泛渗透入社会生活的各个方面,并对思想界产生着重要影响。

今日我们所称的"易之三义",最早见于《易纬乾凿度》,并由东汉经学大家郑玄作注。今辑本开篇即提到"孔子曰:易者,易也,变易也,不易也",并对"易""变易"和"不易"这三个概念作了进一步阐释:"易者以言其德也,通情无门,藏神无内也。光明四通,效易立节,天地烂明,日月星辰布设,八卦错序,律历调列,五纬顺轨,四时和,栗孳结,四渎通情,优游信洁,根著浮流,气更相实,虚无感动,清净炤哲,移物致耀,至诚专密,不烦不扰,淡泊不失,此其易也。""变易也者,其气(变)也。天地不变,不能通气,五行迭终,四时更废。君臣取象,变节相和,能消者息,必专者败。君臣不变,不能成朝。纣行酷虐,天地反。文王下吕,九尾见。夫妇不变,不能成家。妲己擅宠,殷以之破。大任顺季,享国七百。此其变易也。""不易也者,其位也。天在上,地在下,君南面,臣北面,父坐子伏，此其不易也。"此处对于"易"的第一个解释，着重在说明其作为"道"的规律性，蕴含着"大道至简"的意思。这里对于"变易"和"不易"的解释，非常明显的与天人感应之说密切联系，一方面以殷商无道、周朝代之说明"变易"的合理性，一方面以天地、君臣、父子之间的尊卑关系说明天道之"不易"。最后总结道："故易者，天地之道也。乾坤之德，万物之宝。至哉易，一元以为元纪。"但同时，书中也描述了比较系统的宇宙生成论，其过程为太易、太初、太始、太素、浑沦、天地、万物。这是一个从无形到有形的过程，是由于"气"的变化而产生的。"太易"未见气，"太初"为气之始，"太始"为形之始，"太素"为质之始，这时气、形、质三者浑然一体而未分离，形成"浑沦"（即混沌）状态，又称为"易"，即《周易·系辞》所说的"易无体"。然后"易变而为一，一变而为七，七变而为九"，这是天地万物产生的过程。但物极而返，"九者，气变之究也，乃复变而为一"。这里的天地万物生成说来自《列子·天瑞篇》，说明了易学在当时吸收前秦诸子之说的情况。

在另一本《易纬·易乾坤凿度》中，还有着"易名有四义"的说法，即"本日月相衔"，"又易者，交易，易定"。"易者"后注"生万物不难，故易准天地也"，因此这个"易"当为不难之义；"交易"后注："变易不定，轮转交易阴阳，是为交易，阴交与阳，阳交于阴，周圆反复，若圆不息，圣人之道唯易无穷，神智通冥昧。""易定"后注："不更改，天地名，君臣位，父子上下宜"（《易乾坤凿度》卷上《象成数生》）。可见两汉时期，易学家对"易"的认识，的确是建立在"日月为易，象阴阳"的基础之上的，由此引申出容易、交互变化、恒定不变等多层意思，可与"易之三义"互参。

据唐代孔颖达在《周易正义》卷首所述，最早是《易纬乾凿度》云："易一名而含三义，所谓易也，变易也，不易也。"其后的具体解释与今本《易纬乾凿度》有些许不同。郑玄据此义，作《易赞》及《易论》云："《易》一名而含三义，'易简'一也，'变易'二也，'不易'三也。"将"易之三义"正式固定下来，并以《周易·系辞》文字进行了详细解释。对于"易简"，郑玄认为，《周易·系辞》所云："乾坤其易之蕴邪？""易之门户邪？""夫乾，确然示人易矣；夫坤，隤然示人简矣。易则易知，简则易从，此言其易简之法则也。"对于"变易"，郑玄认为，《周易·系辞》所云的"其为道也屡迁，变动不居，周流六虚，上下无常，刚柔相易，不可以为典要，唯变所适"，正是说明"其顺时变易，出入移动者也"。对于"不易"，郑玄认为，《周易·系辞》所云的"天尊地卑，乾坤定矣。卑高以陈，贵贱位矣。动静有常,刚柔断矣",主要说明"其张设布列不易者也"。因此最后总结:"据兹三义之说,易之道,广矣大矣。"

"易之三义"中,"易简"是根本法则,但对其含义有着不同看法。目前按照一般的说法,多将"易简"理解为"简易"。如晋代韩康伯对《周易·系辞》"乾以易知,坤以简能"的注曰:"天地之道,不为而善始,不劳而善成,故曰易简。"注"广大配天地,变通配四时,阴阳之义配日月,易简之善配至德",只提到《易》之所载配此四义"。在《周易·系辞》"夫乾,确然示人易矣。夫坤,隤然示人简矣"的注中,说:"确,刚貌也。隤,柔貌也。乾坤皆恒一其德,物由以成,故简易也。"更是将"易简"明确理解为"简易"之义。梁代刘孝标在《世说新语·文学》的注中,引郑玄《序易》索性就将"易简"写作"简易"。

但在汉代,对于"易简"的理解应该没有这么简单。如按唐代李鼎祚《周易集解》中所记载的汉末学者虞翻的注解,"阳见称易,阴藏为简。简,阅也。乾息昭物,天下文明,故'以易知';坤阅藏物,故'以简能'矣"。这里的"简"指记录事物的竹简。"易""简"分别对应"乾""坤"之德,乾之显现为易,坤之收敛为简,是《周易·乾》"天行健,君子以自强不息"和《周易·坤》"地势坤,君子以厚德载物"的概括。至宋代张载、朱熹诸人,从哲学内涵深入剖析"易简"二字,将"易简"理解为"健顺",亦与汉代学者的训诂相合。因此,当代有学者认为:"郑玄所谓易简、变易、不易三义,都从不同角度反复阐明乾坤体性之大义,即'乾坤其易之缊''易之门户'之谓……易简一义重在对乾坤体性的概括,变易一义重在论述阴阳二气的'从时变易,出入移动',不易一义重在说明宇宙、社会与卦爻系统的一种'位'(结构)的关系。""郑玄是以与'《易》一名而含三义'紧密相连的乾坤观来重构他的整个易学体系的。"[①]又"易、简其实分别是乾、坤最根本的特性,易主要体现于时间维度,指乾的健而动和变化不居的势用,简主要表现于空间维度,指坤的顺而静和贞固赋形的势用"二者是二元对立并相辅相成的。[②] 从另一个角度看,如果该说法成立,"易""简"实际上就与"变易""不易"相互照应,前者动、后者静,前者刚、后者柔,这也可以解释《易纬》之原文为"易者,易也,变易也,不易也",其中不提"易简",而是以"易"字与"变易""不易"对举,前者是对后者的概括,后者是对前者的分析。

① 丁四新."易一名而含三义"疏辨[J].中国哲学史,1996(3):67-73.
② 胡家祥.《易传》中的"易简"新释——兼谈"易简而天下之理得"[J].周易研究,2007(5):18-25.

但无论如何,对于晋唐大多数《周易》注家来说,"易简",即等同于"简易"。"易之三义",包含易简(简易)、变易、不易之说已经深入人心,并为后世对"变易"思想的继续阐发打下了基础。

(二)唐代孔颖达《周易正义》其思想成为"易"的核心内容

《周易正义》又名《周易注疏》,由魏时王弼与晋代韩康伯作注,唐代孔颖达作疏,成于公元653年。该书是易学史上除《经》《传》之外的重要典籍,也是以义理研究《周易》的代表著作,是唐宋时期科举取士的标准用书。清代阮元主持校刻的《十三经注疏》中以此书为首。因此,该书在易学研究中产生的影响最为广泛深远。

孔颖达于《周易正义》"卷首"有总论一篇,在总结前人诸论的基础上,对"易"的含义作了集中的阐发。他开宗明义地指出:"夫'易'者,变化之总名,改换之殊称。"自天地形成以来,一直"新新不停,生生相续",这一切"莫非资变化之力,换代之功"。而天地变化运行的动力,在于阴阳二气。爻中的"刚柔"两画,即象征阴阳二气;八卦各分三爻,象征天地人三才。因此,"易"的命名,即是其取变化之义。

接下来,他引《易纬乾凿度》和郑玄之说,对"易一名而含三义"进行了论述。又引崔觐、刘贞简之说,进一步对"易之三义"进行了说明,"易者谓生生之德,有易简之义。不易者言天地定位,不可相易。变易者谓生生之道,变而相续。"而《易纬》对"易者,易也"中后一个"易"的说明为"不烦不扰,淡泊不失",即指其是"简易之义,无为之道",作"难易"之易解。

其后他对周简子等人的说法作了批驳。周简子认为,纬书中"易"的三种意思分别为"'易'者,易代之名。凡有无相代,彼此相易,皆是'易'义";"'不易'者,常体之名。有常有体,无常无体,是'不易'之义";"'变易'者,相变改之名,两有相变,此为'变易'"。后二人亦认为,"易者,换代之名,待夺之义"。可见,其关键的分歧点在于对"易"的第一种含义的认识。按此三人的理解,实际上是把"易"等同于"变易","有无相代"与"相变改"的意思只是程度上的不同,实际并无大的差别。孔颖达指责他们"用其文而背其义,何不思之甚",表示自己认同郑玄之说,将"易"之首义释为"易简"。并由"三义"之"有"溯至形上之"无",指出"有从无出,理则包无"。因此,易之"理""备包有无",而易之"象""唯在于有"。易理即"道",为形而上;易象即"器",

为形而下。由此可推衍到对一切事物的认识，"以无言之，存乎道体；以有言之，存乎器用；以变化言之，存乎其神；以生成言之，存乎其易；以真言之，存乎其性；以邪言之，存乎其情；以气言之，存乎阴阳；以质言之，存乎爻象；以教言之，存乎精义；以人言之，存乎景行"。"易"无所不包。圣人作《易》垂教，最后可达到"断天地，理人伦，而明王道"的目的，"于是人民乃治，君亲以尊，臣子以顺，群生和洽，各安其性"。

但不可忽视的是，他可能对郑玄的本义在理解上有一定偏差。在他的《周易正义》疏文中，虽然有时将"易""简"二字分释，但更多时候认为"易简"是一个意思。如《周义正义·周易系辞上》"乾以易知，坤以简能"后疏文云："易谓易略，无所造为，以此为知。""简谓简省凝静，不须繁劳，以此为能。"又疏其注文曰："案《经》乾易坤简，各自别言，而《注》合云天地者，若以坤对乾，乾为易也，坤为简也。《经》之所云者是也。若据乾坤相合皆无为，自然养物之始也，是自然成物之终也。是乾亦有简，坤亦有易，故《注》合而言之也。用使圣人俱行易简，法无为之化。"在对"易则易知，简则易从。易知则有亲，易从则有功"的疏文中，更是明确用"于事简省""易可仿效""性意易知，心无险难，则相和亲""于事易从，不有繁劳，其功易就"等来解释，实际上是将"易简"等同于"简易"的意思了。

我们今日对"易之三义"的认识主要来自孔颖达的整理与总结，尤其是他将源于纬书的、以往有不同认识的"易"的第一种含义明确为"易简"，并作为"三义"的基础。但他也或多或少将"易简"的多重含义简化，以至于后世多数人认为"易之三义"就是简易、变易与不易。由于《周易正义》在历史上的巨大影响，孔颖达实际上是我们今日所理解的"易之三义"的重新建构者。

（三）宋明理学家对变易思想的拓展

11~17世纪，宋明理学占据中国学术的统治地位约700年。在经历了社会变迁和思想发展之后，儒、释、道思想逐渐合流，在经学研究上，以经疏考据为主的汉学逐渐没落，为理学的兴起奠定了基础。

宋明理学所讨论的，主要是以"性与天道"为中心的哲学问题，其方法还是主要通过对儒家经典的注释来进行的。《周易》是他们最重视的经典之一。周敦颐、张载、程颐、朱熹等都以研究医学著称。其中，周敦颐是理学之开山宗主。他以《易传》《中庸》以及道家学说等为基础，在《太极图·易说》《易通》等著作中,确立了理学的研究范畴,主要包括:道、无极、太极、阴阳、五行、动静、性命、善恶、诚、德、仁义礼智信、主静、鬼神、死生、礼乐、无思、无为、无欲、几、中、和、共、明、顺化等。这些范畴虽然没有明确包括"变易"一词,但无论是道、太极、阴阳、五行这些哲学本原,还是动静、中、和、顺化这些事物活动和相互作用规律,无不与变易思想有着一定关联。

作为理学的奠基人,周敦颐的思想糅合了儒家和道家,这从其现存的代表著作可以看出。他在坚守儒家道统论的基础上,以"无极"为本,阐述宇宙与万物的化生,称"自无极而为太极",然后通过阴阳二气和五行相互作用而化生天地万物,即"无极之真,二五之精,妙合而凝。乾道成男,坤道成女。二气交感,化生万物。万物生生而变化无穷焉"(《太极图·易说》)。他秉承了易学和老子的万物化生论,以"物则不通,神妙万物"的动静观对"太极生两仪"进行了诠释,如"太极动而生阳,动极而静,静而生阴,静极复动。一动一静,互为其根"(《太极图·易说》);"动而无静,静而无动,物也。动而无动,静而无静,神也。动而无动,静而无静,非不动不静也。物则不通,神妙万物"(《易通》)。他对"诚""神"等概念进行重新阐述,以此来说明它们在易道中的作用,如"至诚则动,动则变,变则化"(《易通》),"诚"是寂然不动的本原,"神"起到感而遂通的作用,动静结合产生变化。他推崇乾道,称"元亨,诚之通;利贞,诚之复",不仅"阳生万物",而且"乾道变化,各正性命"。可见在宇宙论和自然观中,周敦颐认为"变易"是推动事物变化的本原。但他又将道德与自然律相结合,从中推衍出圣人主静论,即在变化无穷的万物中,人得天地之秀而为万物之灵,由于形神感于外物,便出现善恶纷呈的万事,其中,由圣人定出中正仁义的规范,即"主静"。再从中推衍到社会政治上,提出"天道性而万物顺""圣德修而万民化",最终"大顺大化,不见其迹,莫知其然",又复归于"神"。从中,我们可以看出,他对"变易"和"不易"之间关系的认识。他用"变易"之义,主要说明万事万物的状态和趋势;而在人事应用上,更推崇"不易"之理。总之,通过对"易"道的诠释,形成了从自然到社会道德的统一。

继周敦颐之后,张载对理学思想体系的形成产生了重大影响。张载重视探讨世界本源问题,最早明确提出"气"为宇宙之本体,即"气一元论"。"气有阴阳,推行有渐为化,合一不测为神"(《正蒙·太和篇》)。气聚则成形,形成万物,气散则为虚空,无光无色,所以世界只有"幽明"之分,不存在有无之别。他在对《周易》经义的阐述上,引入《内经》中"太虚"的概念(见《素问·天元纪大论篇》"太虚寥廓,肇基化元"),提出"太虚即气",称"太虚者,气之体"(《易说·系辞上》),"太虚无形,气之本体,其聚其散,变化之客形尔"(《正蒙·太和篇》),进一步说明"太虚"是气散在的状态。"气"与"太虚"之间的相互转化,相当于一种"变易"的情况。但"太虚"是气的本体,气由此派生,物体之有形只是暂时的形态,因此,"太虚"的性质是"不易"的。"太虚"通过"气"化生万物的功能要通过"神"来实现,"神"是宇宙运行和万物发展变化的根本动力,"惟神为能变化,以其一天下之动也""神则主乎动,故天下之动,皆神为之也"(《易说·系辞上》),可以看作是"变易"的动力。而这种变化的机理是通过"感"的形式进行的,即《周易·咸》"天地感而万物化生"之义。"感"又是通过阴阳二气的作用来进行的,对立双方在运动变化时相互吸引或排斥,从而相互作用。因为有"感"的存在,所以世间万物无不"一物两体",世界在对立统一中达到和谐的状态。总而言之,张载在对"太虚""气""神""阴阳交感"等概念的论述中,贯穿了"易"之精髓,从中亦可以看出"变易"思想的影响。

程颢、程颐兄弟是北宋时期思想界的代表人物,其开创的"洛学"被认为是理学的典型形态。他们重视《周易》研究,实际上是借此论述世界和人生的哲理,并从中为社会秩序的存在和稳定提供理论基础。其中,程颐的《伊川易传》便是代表著作。他将自然哲学、政治哲学、人生哲学结合起来,构建出完整的理学思想体系。他在《伊川易传》的序言中说:"易,变易也,随时变易以从道也。其为书也广大悉备,将以顺性命之理,通幽明之故,尽事物之情,而示开物成务之道也。"又说:"易有圣人之道四焉,以言者尚其辞,以动者尚其变,以制器尚其象,以卜筮者尚其占。"在《易说·系辞》中言:"圣人作《易》,以准则天地之道。《易》之义,天地之道也。"但二程反对张载的"气化"说,强调"道"为形而上,"气"为形而下,"有形总是气,无形只是道"(《二程遗书·卷六》)。阴阳二气的运转变化取决于"道","所以阴阳者道,既曰气,则便有二:言开阖,已是感,既二则便有感。所以开阖者道,开阖便是阴阳"(《二程遗书·卷十五》)。同时,他们认为"万理出于一理",即"可恒之道",并用周易的卦象来证明其的生成变化。如《伊川易传》对"否卦"的解释为:"上九,否之终也。物理极而必反,故泰极则否,否极则泰。上九否既极矣,故否道倾覆而变也。"即说明物极必反的道理。对"泰卦"的解释有:"无往不复,言天地之交际也。阳降于下,必复于上;阴升于上,必复于下;屈伸往来之理也。因天地交际之道,明否泰不常之理,以为戒也。"这里把"常理"和"不常之理"区分开,指出阴阳的运动形态有往复、上行、屈伸等,皆是事物的法则,为"常理",而人生的否泰祸福皆为难以预测之事,为"不常之理"。又程颐在对"恒卦"的注释中,认为天地有恒道,"天地之所以不已,盖有恒久之道。人能恒于可恒之道,则合天地之理也。"且动中才有恒,"天下之理,未有不动而能恒者也。动则终而复始,所以恒而不穷",因此,"恒非一定之谓也,一定则不能恒矣。唯随之变易,乃常道也"。此处明确说明了"一定"与"变易"的关系,即静止不动无恒道,唯有在不断变动中才能有恒道,所以"变易"乃是"常道",某种程度上,将"不易"和"变易"统一起来。

如果说程氏兄弟创建了"天理"为核心的理学体系,邵雍就是以自己创造的象数学体系来概括宇宙起源、自然历史的发展以及社会政治理论的。邵雍所著的《皇极经世书》中,将从帝尧始,至后周年间3 000多年的历史归纳在元、会、运、世的时间体系中,按其自述言,"以天时而验人事者也",又"以人事而验天时者也"。他认为,宇宙间一切都有"数",即是他所创造的"象数"的形式,是最高法则,一切事物都是按照象数的推衍所构成并发生变化的。他据这套体系制定了繁琐的推衍过程,并用大量图表说明,同时对"太极""道""神""心"等概念作了发挥。虽然象数推算机械烦琐,但建立的基础仍是《易经》的阴阳刚柔、动静变化之论,蕴含着世界生生不息、变化不尽的原理,是变易学说的另一种表现形式。

朱熹是南宋时期思想家的代表,也是理学之集大成者。理学至朱熹,正式确立了独特的学说体系和宏大规模,也成为官方学说的代表,正式统治中国学术界六七百年。朱熹著作繁多,论述广博,但有关"变易"思想的内容主要还是与其天理论和性论等自然哲学有关。如他发展了二程的"天理"说,进一步论述了"理"与"气"的关系,如"夫真者理也,精者气也。理与气合,故能成形"(《朱子文集·答刘叔文二》)。说明理为气之本,是形而上之道,生物之本;气是形而下之器,生物之具。"有理,便有气,流行发育万物"。无极之真(理),通过二五(阴阳、五行)之精(气),凝聚而生形体。阴阳为气,五行为质,即所谓气质,故曰"有这质,所以做得物事出来"(《朱子语类·卷一》)朱熹认为,天理流行便能造化发育万物,具体过程为:"天道流行,发育万物。其所以为造化者,阴阳五行而已。而所谓阴阳五行者,又必有是理而后有是气。及其万物,则又必因是气之聚而后有是形。故人物之生,必得是理,然后有以为健顺仁义礼智之性;必得是气,然后有以为魂魄五脏百骸之身。"(《大学或问·卷一》)化育流行,即意味着宇宙的不断运动,"天地之化,往者过,来者续,无一息之停,乃道体之本然也"(《论语集注·子上川上章》)。而这种运动如程颐所言,是"动静无端,阴阳无始"的,即运动没有最初开端,是循环无端的,动与静是联系而不是孤立的,无法单独存在,阴阳运动是天理的必然。而天地之理与天地之气又对人性的形成有重要影响。

由此可见,虽然在理学中,没有明确将变易作为一个哲学范畴提出,但理学家往往通过对天理、气、阴阳等的运动化生,以及对性情、动静等对立因素的描述,来阐述《周易》的基本原理,并将自然哲学观、社会政治、人道伦理有机统一起来,从中反映出对变易思想的认识。

(四)明清至近代对变易思想的应用与发挥

就变易思想的发展演变来看,其源于《周易》,初步系统化展开于《易传》,汉晋隋唐时期有进一步发展,两宋时期得到高度系统化之阐释,明清以来亦有一定程度深化。当然变易思想在每一时代的演变,无不与当时哲学和时代精神的主题密切相关,就本文所要讨论的明清以来的情况而言,中国文化思想大致经历四大变革:其一是从程朱理学到陆王心学的转变;其二是从程朱陆王道学到明清实学思潮的演变;其三是由中国传统学术向全面学习西方思想文化的转变;其四是从全盘西化到马克思主义哲学为主流的转变。

首先,我们从程朱理学到陆王心学的转变来看变易思想在明代的发展。元明时期,"就形上学和本体论说,各派的论争是围绕着道器、理气、理事、心物、心理、心气、心性以及太极等问题而展开的。其对这些问题的回答,主要是通过对《周易》经传的解释。易学成了各派论证和阐发自己哲学体系的主要依据。"[1]变易思想也必然是在这些主要哲学问题的论争中得到了进一步展开的。如开明代心学端绪的陈献章就将"变易"作为他解释宇宙现象的基本立场。[2]他认为:"天地间一气而已,屈信相感,其变无穷,人自少而壮,自壮而老,其欢悲、得丧、出处、语默之变,亦诸是而已,孰能久而不变哉?"[3]陈献章以"气"作为通贯天地人三才的本体性实体,同时又强调"气"这一实体的存在特性是变化无穷的。因此,对生存于天地之间的人来说,"变易"自然也是其存在的本质属

---

① 朱伯崑.易学哲学史:第 3 卷[M].北京:华夏出版社,1995:7.
② 向世陵.陈献章哲学的"变易"论说[J].江南大学学报(人文社会科学版),2014(1):5-9.
③ 陈献章.陈献章集[M].孙通海点校.北京:中华书局,1987:41.

性。他又说道："元气之在天地，犹其在人之身，盛则耳目聪明，四体常春。其在天地，则庶物咸亨，太和絪缊。"①"野马也，尘埃也，云也，是气也，而云以苏枯泽物为功。《易》曰'密云不雨，自我西郊'是也。水以动为体，而潭以静为用。物之至者，妍亦妍，媸亦媸，因物赋形，潭何容心焉？是之取尔。"他将变易看作是以元气为本根的世间万物的普遍特性。陈氏用宋代理学中的"体、用"这对哲学范畴，来阐释变易思想。他的云潭动静之说，将"动"视为体，"静"视为用。也就是说，在他看来，动是宇宙万物运行的根本原则，静是元气具体化的运用、生成诸种具体事物的现象呈示。他的《太极涵虚》诗云："混沌固有初，浑沦本无物。万化自流形，何处寻吾一？"②进一步彰显了他对"变"这一基本立场的坚守，他摒弃了宋儒的"太极"本体说，而将"动"视为更为世间万物更为根本的特性。他说："变之未形也，以为不变；既形也，而谓之变，非知变者也。夫变也者，日夜相代乎前，虽一息，变也；况于冬夏乎？生于一息，成于冬夏者也。"陈献章指出了人们日常认知中对"变"的理解的片面性，同时进一步强调了"变"的无时不待，无微不至。那么人们如何来把握变呢？陈献章最终是用心学的理论给予了解释。他说："'终日乾乾'，只是收拾此而已。此理干涉至大，无内外，无终始，无一处不到，无一息不运。会此则天地我立，万化我出，而宇宙在我矣。得此霸柄入手，更有何事？往古今来，四方上下，都一齐穿纽，一齐收拾，随时随处，无不是这个充塞。"③也就是说，既然"变"是世界的根本原则，那么人如何能认识和把握这一基本原则呢？陈献章认为要每日勤勤恳恳"收拾"本心，这样才能"天地我立，万化我出，而宇宙在我"。正所谓："天道至无心，比其著于两间者，千怪万状，复有可及。至巧矣，然皆一元之所为。圣道至无意，比其形于功业者，神妙莫测，不复有可加。亦至巧矣，然皆一心之所致。心乎，其此一元之所舍乎！"④

王夫之的"器变则道变，器亡则道亡"思想。王夫之主张的是"无其器则无其道""尽器则道在其中"的唯物主义道器观，与程朱理学将"道"作为"生物之本"的观点不同，王夫之的"天下惟器"的哲学观念，认为不管是"形而上"，还是"形而下"，都不能将它们看作是两个截然分离的物体，都是针对某

① 陈献章.陈献章集[M].孙通海点校.北京：中华书局,1987：107.
② 陈献章.陈献章集[M].孙通海点校.北京：中华书局,1987：792.
③ 陈献章.陈献章集[M].孙通海点校.北京：中华书局,1987：217.
④ 陈献章.陈献章集[M].孙通海点校.北京：中华书局,1987：57.

一特殊的对象而言的,他们名称的区别仅仅是由于人们思维以及认识事物的偏重面形成的。由"形而上"和"形而下"密不可分的物质存在论,就顺理成章的推演出"道在器中"的哲学观点。王夫之认为的"道"乃是实质性的,具有客观存在或者后天生成的事物之道。王夫之利用生活中的活动以及客观事实证明了自己的观点,就像他说过:"无车何乘?无器何贮?故曰体以致用;不贮非器,不乘非车,故曰用以备体。"王夫之从"道"与"器"的关系上解释了对具体的物质存有与一般原理的关系。人类社会在不断的发展,正所谓"道因时而万殊",即治道不是亘古不变的,它也是随时代的变化而变化。人道是一直贯穿着历史和实践的。可以这样说,用"天不变"的观点来证明"道亦不变"的观点难以立足,用脱离了实际而虚构出来的"道之本体"的观点来论证"纲常万古"是缺乏说服力的。

"变易"作为中国思想文化史上的一个重要概念,有着非常丰富的思想内涵,并随着时代的发展而不断被赋予更多的思想维度。古人一方面意图通过它揭示包含天地人在内的世界万物存在与发展的规律;另一方面也试图呈现人类自身理解和把握世界的认识规律。也就是说,从哲学本体论层面来看,古人主要是把"变易"看作是世界的本然状态,如就世界存在的始基或本原的层面讲,作为世界本原的"太极""无极""气""无"等自然是"不易"的,否则就不可能成为世界或宇宙的本根;而从世界运行的规律来看,即"道""理"等一方面表现为不以人的意志为转移的客观性,即"不易"性;另一方面又表现为"大道至简"的简易性,也就是说这道理一旦被人们所掌握又是简单易明的。从认识论层面来看,古人把"变易"看作是人类认识世界的基本模式和根本方法,即思维方式问题。

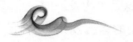

第三章
变易思想与中医学

《系辞上》曰："为道也屡迁。变动不居,周流六虚,上下无常,刚柔相易,不可为典要,唯变所适。"变易,世上恒久不变的,是一切事物都处于运动变化之中,这是中国变易思想的基本观点,万事万物只有"唯变所适"才能长久,所谓"穷则变,变则通,通则久",这是事物发展的一个基本法则。

天地变化有着亘古不变的运行规则,是神圣的先天宇宙秩序,是天之大道,也是人必须遵守的规则,这是中国人的宇宙观。

《易传·系辞上》曰："生生之谓易。""化而裁之谓之变。"①以发展变化的观点认识事物,注重事物的运动变化规律,以"易"的方法来把握"天"与"人"的关系,也是中医认识生命、认识疾病的基本方法。

第一节　中医学中的"易简"

"易"之本字即蜥蜴之象形,《说文》复言："《秘书》曰:日月为易,象阳也。"②引申为阴阳变化,其思想源起于《易经》。孔颖达《周易正义》解释说,"易"之含义有三:《易》一名而含三义,'易简'一也,'变易'二也,'不易'三也。"③

《周易正义》有"天地之大德曰生",朱熹说"苟日新,日日新,又日新"④,"变易"乃为宇宙间万物皆变;"不易"即不变,可以理解为在宇宙间万物皆变及变化规律不变,于中医言,是对生命变化基本规律的认识,是中医理论架构的原则。而"易简",乃为平易简单,包涵着变化的原点和动力之义,是源头,是形而上之"道",是中医的精义所在,是中医的全部理论的最核心部分。

只有明白了中医的"易简"和"不易",才能充分理解中医学中的"变易"思想。

一、变易求和,"和"思想的基本内涵

"和"是中国古代哲学的指导思想之一,又被称作"太和"或"中和"。《易传·象》曰："乾道变化,各正性命,保合太和,乃利贞。",太和即泰和。张岱年

---

① 十三经注疏·周易正义[M].北京:中华书局,1980:78.
② (汉)许慎.说文解字[M].天津:天津古籍出版社,1991:198.
③ 十三经注疏·周易正义[M].北京:中华书局,1980:3.
④ (宋)朱熹.四书集注·大学章句[M].长沙:岳麓书社,1985:5.

将其列为中国古代哲学的最高范畴之一①。

《春秋繁露义正》："两和谓春分、秋分,二中谓冬至、夏至。"《淮南子·汜论》："天地之气,莫大于和。和者,阴阳调,日夜分,而生物。春分而生,秋分而成,生之与成,必得和之精。"所谓"和"乃阴阳四时之气按秩序流转。

《列子·天瑞》曰："清轻者上为天,重浊者下为地,冲和气者为人。"《老子》第四十二章："道生一,一生二,二生三,三生万物,万物负阴而抱阳,冲气以为和",《汉书·律历志上》谓"阴阳虽交不得中不生",《春秋繁露·循天之道》又曰："天地之经,至东方之中而所生大养,至西方之中而所养大成,一岁四起业,而必于中;中之所为,而必就于和,故曰和其要也。和者,天地之正也,阴阳之平也,其气最良。物之所生也,诚择其和者以为大,得天地之奉也。"

总之,中和,天地阴阳四时之"气"按天之"理"流转,乃为"中","中"则万物生,乃"和"。《春秋繁露·循天之道》："中者天之用也,和者天之功也。举天地之道而美于和,是故物生,皆贵气而迎养之。""中和"是万物盛衰生长的法则,人们必需的遵循之道。

《易·睽》"大象"曰："君子以同而异。""若以水济水,谁能食之？若琴瑟之专一,谁能听之？同之不可也如是。"在《左传·昭公二十年》晏子论曰："和如羹焉,水火醯醢盐梅,以烹鱼肉,燀之以薪,宰夫和之,齐之以味,济其不及,以泄其过。君子食之,以平其心。"又曰："声亦如味,一气、二体、三类、四物、五声、六律、七音、八风、九歌,以相成也。清浊、小大、短长、疾徐、哀乐、刚柔、迟速、高下、出入、周疏、以相济也。君子听之,以平其心。"

阴阳互济,同中有异,以异裨同,方为"和",天地物生之道,《国语·郑语》说："夫和实生物,同则不继。以他平他谓之和,故能丰长而物归之。若以同裨同,尽乃弃矣。"

1. 相反相成之谓和　　从"和"的本义看,包含了相反相成之义。在春秋时代,有所谓"和同之辨"。如《左传·昭公二十年》"公曰：和与同异乎？（晏婴）对曰：异。和如羹焉,水火醯醢盐梅以烹鱼肉,燀之以薪,宰夫和之,齐之以味,济其不及,以泄其过。君子食之,以平其心。君臣亦然……若琴瑟之专一,谁能听之？同之不可也如是。"②又如《国语·郑语》记载西周末年周太史史

---

① 张岱年.中国古典哲学概念范畴要论[M].北京：中国社会科学出版社.1987：12.
② 佚名.左传[M].长沙：岳麓书社,1988：333.

伯云:"夫和实生物,同则不继。以他平他谓之和,故能丰长而物归之。若以同裨同,尽乃弃矣。故先王以土与金木水火杂,以成百物……务和同也。声一无听,物一无文,味一无果,物一不讲。"①《论语·子路》也说:"君子和而不同,小人同而不和。"②从以上的记述,我们可以看出:首先,"和"与"同"有着本质的区别,即"和"是不同性质事物的统一体,而"同"是完全的一致。"和"是动态的,互相作用的,不停发展的;而"同"是静态的,不同的事物之间没有相互作用或处在依附状态,是有碍于发展的。所以,"和"被推崇而"同"被摒弃。其次,在儒学早期的记载中,"和"中不同的因素被强调,因为,只有"不同",才能推动事物不断运动以达到"平和"的状态,最终达到进步。

2. 相从相应之谓和   强调不同事物的顺应关系而成其"和"的最早是道家。《老子·五十六章》说:"挫其锐,解其纷,和其光,同其尘,是谓玄同。"③在《老子》"无为"思想之下,"和"与"同"对立的观点逐渐被忽视。以后,"和"更多地被解为"无冲突",并与儒家的中庸之道相结合。《中庸》说:"喜怒哀乐之未发,谓之中;发而皆中节,谓之和。中也者,天下之大本也;和也者,天下之达道也。致中和,天地位焉,万物育焉。"④这里讲的"道",是指事物运动变化的普遍规律,其中包含了事物的本体和事物运动变化的度。"道"的体是"中","道"的用是"和",即如《汉书·公孙弘传》所云:"心和则气和,气和则形和,形和则声和,声和则天地之和应矣。"⑤"和"在此是顺应、和谐,以达到不偏不倚之意,已经不再强调多样性的统一了。"和"的内涵重心的转变标志着哲学思想从百家争鸣向儒家大一统的过渡。

3. 阴阳交通之谓和   先秦哲学也论述了"和"的状态形成的过程,主要体现在对阴阳二气的交感转化之中。此种说法应以道家与阴阳家为代表。《老子·四十二章》:"万物负阴而抱阳,冲气以为和。"⑥《庄子·田子方》:"至阴肃肃,至阳赫赫,肃肃出乎天,赫赫出乎地,两者交通成和而物生焉。"⑦《淮南子·天文训》:"道曰规始于一,一而不生,故分而为阴阳,阴阳合和而万物

① 佚名.国语[M].上海:上海古籍出版社,1988:515.
② 阮元校刻.十三经注疏:论语注疏[M].北京:中华书局,1980:2508.
③ 老子.老子[M].上海:上海古籍出版社,1989:14.
④ 阮元校刻.十三经注疏:中庸[M].北京:中华书局,1980:1625.
⑤ 班固.汉书[M].北京:中华书局,1962:2616.
⑥ 老子.老子[M].上海:上海古籍出版社,1989:11.
⑦ 曹础基注.庄子浅注[M].北京:中华书局,1982:311.

生。"①皆是描述了阴阳之气会合而生物的情形。通过气化而使天地阴阳交通相合，即是"和"的体现。同样，人之生亦赖于这种"和气"，如《管子·内业第四十九》所言："凡人之生也，天出其精，地出其形，合此以为人，和乃生，不和不生。"②"和"不仅作为自然界的运动现象，也是人体的生命现象。

4."保合太和"之谓和 "和"的哲学范畴在先秦时代已经形成，此后并无大的变化。至宋代理学兴盛之时，才对其有了进一步的发挥，其代表人物是张载。他将"和"的含义扩展到了极致，将整个世界变化的总过程称之为"太和"。他说："太和所谓道，中涵浮沉升降动静相感之性，是生絪缊相荡胜负屈申之始……散殊而可象为气，清通而不可象为神。不如野马、絪缊，不足谓之太和。"（《正蒙·太和》）③王夫之在《张子正蒙注》中言："太和，和之至也。"④在理学家眼中，世上虽然存在着相反相争的情况，但在事物的变化过程中，相互的和谐是最主要的。

朱熹《周易本义》解释曰："太和，阴阳会合中和之气也。"阴阳合和而生中和之气，《中庸》曰："中也者，天下之大本也；和也者，天下之达道也。致中和，天地位焉，万物育焉。"宇宙天地万物生生不息，"和"是自然界至高的和谐秩序，中和乃为世界存在的道体本原，至理大法。

宋儒张载曰："太和之谓道，中涵浮沉升降动静相感之性，是生絪缊相荡胜负屈申之始……散殊而可象为气，清通而不可象为神。不如野马、絪缊，不足谓之太和。"（《正蒙·太和》）宇宙变动不居，犹如一个连续性、整体性的变动不息的河流，"子在川上曰：逝者如斯乎，不舍昼夜"（《论语》）。所谓"变易求和"，就是在浮沉升降动静中求阴阳会合中和之气，追求"和"的状态，"神明接，阴阳和而万物生之（《淮南子·泰族》）"。

二、中医学的变易求和

"和"是中国古代哲学最具特色的思想观念之一，也是影响中医理论体系和临床实践的重要思想。

① 刘安.淮南子[M].上海：上海古籍出版社,1989：34.
② 房玄龄注,刘绩增注.管子[M].上海：上海古籍出版社,1989：153.
③ 侯外庐,邱汉生,张岂之.宋明理学史：上[M].北京：人民出版社,1984：103.
④ 张岱年.中国古典哲学概念范畴要论[M].北京：中国社会科学出版社,1987：131.

《庄子·田子方》："至阴肃肃，至阳赫赫，肃肃出乎天，赫赫发乎地，两者交通成和而物生焉。"《列子》："清轻者上为天，重浊者下为地，冲和气者为人。故天地含精，万物化生。"人的生命化生是天地阴阳相互作用的结果，是自然变化的一部分，生命变化遵循"和"这个天地变化之大法，《素问·五常政大论篇》曰"必先岁气，无伐天和"，张景岳的注曰："人气应之以生长收藏，即天和也。"（《类经·第八卷》）

《素问·生气通天论篇》曰："凡阴阳之要，阳密乃固。两者不和，若春无秋，若冬无夏，因而和之，是谓圣度。"在《素问》中，"和"出现 79 次，在《灵枢》中出现 74 次，在张仲景的《伤寒杂病论》中"和"字出现了 81 次，在《金匮要略·脏腑经络先后病脉证治》，张仲景提出"若五脏元真通畅，人即安和"，"求和"是中医学的基本思想原则。

1. "求和"，动态中把握人体生命运动变化过程 "太极动而生阳，动极而静，静而生阴，静极复动，一动一静，互为其根，分阴分阳，两仪立焉。阳变阴合……二气交感，化生万物，万物生生而变化无穷焉"（宋周敦颐《太极图说》）。《素问·阴阳应象大论篇》："升已而降，降者谓天，降已而升，升者谓地。天气下降，气流于地；地气上升，气腾于天，故高下相召，升降相因，而变作矣。"机体状态变化如自然之阴阳消长，《灵枢·顺气一日分为四时》："朝则人气始生，病气衰，故旦慧，日中人气长，长则胜邪，故安，夕则人气始衰，邪气始生，故加，夜半人气入藏，邪气独居于身，故甚也"。《素问·阴阳应象大论篇》曰："积阳为天，积阴为地。阴静阳躁，阳生阴长，阳杀阴藏。阳化气，阴成形。"人的生理应天之理，"清阳出上窍，浊阴出下窍；清阳发腠理，浊阴走五脏；清阳实四肢，浊阴归六腑"。

"是故天地之动静，神明为之纲纪，故能以生长收藏，终而复始"（《素问·阴阳应象大论篇》）。人的生命过程，如自然之阴变阳合，春生夏长，秋收冬藏，生长壮老已。《灵枢·年篇》曰："人生十岁，五脏始定，血气已通，其气在下，故好走。二十岁，血气始盛，肌肉方长，故好趋。三十岁，五脏大定，肌肉坚固，血脉盛满，故好步。四十岁，五脏六腑十二经脉，皆大盛以平定，腠理始疏，荣华颓落，发颇斑白，平盛不摇，故好坐。五十岁，肝气始衰……目始不明。六十岁，心气始衰……血气懈惰，故好卧。七十岁，脾气虚，皮肤枯。八十岁，肺气衰……九十岁，肾气焦……百岁，五脏皆虚，神气皆去，形骸独居而终矣。"脏腑气血状态随年龄变化的过程，是一种有序的活动，是正常生命所必须经历的过程,"其知道者,法于阴阳,和于术数,食饮有节,起居有常,不妄作劳,故能形与神俱",在其时间和空间的发展过程中,始终维持一个相对动态的"稳定",即"和"状态。《灵枢·脉度》谓:"肺气通于鼻,肺和则鼻能知香臭矣;心气通于舌,心和则舌能知五味矣;肝气通于目,肝和则目能辨五色矣;脾气通于口,脾和则口能知五谷矣;肾气通于耳,肾和则耳能辨五音矣。"①"和"则健康。

"法于阴阳,和于术数",保持阴阳消长有序,气机升降出入和畅,脏腑藏泻有度、气血循环互生"阴平阳秘"的动态和谐,是维持人体生命的正常运转的关键,乃可"终其天年,度百岁乃去"。"谨察阴阳所在而调之,以平为期"(《素问·至真要大论篇》),也是医学的根本目的。

2."求和",在变化中认识疾病及其变化和发展的规律　　"和"是天地不间断、有序的运动变化,和谐有序是万物生生不息的基本形式。老子曰:"人法地,地法天,天法道,道法自然。"人的生命活动有赖于机体脏腑、经络、气血阴阳的中和协调,在其时间和空间的发展过程中,始终维持一个"和"的状态,即在一个系统中,不同的相反相成的不同要素在不断调和中达到平和谐调的状态,实现正常的功能。

失和,是疾病发生的本质。

"人以天地之气生,四时之法成"(《素问·宝命全形论篇》),人当与天地和,顺从人体生化的自然规律,方能保持生生不息之机。《素问·生气通天论篇》说:"黄帝曰:夫自古通天者生之本……苍天之气,清净则志意治,顺之则阳气固,虽有贼邪,弗能害也。"

人与天地自然失和则病。"必先岁气,无伐天和""从其气则和,逆其气则病"(《素问·五常政大论篇》)。人须适应外界环境,与时令节气变化相配合,否则就会导致疾病的发生。《素问·阴阳应象大论篇》:"以天地为之阴阳,阳之汗,以天地之雨名之;阳之气,以天地之疾风名之,暴气象雷,逆气象阳。故治不法天之纪,不用地之理,则灾害至矣。"《灵枢·岁露论》:"因岁之和而少贼风者,民少病而少死,岁多贼风邪气,寒温不和,则民多病而死矣。"《素问·生气通天论篇》:"春伤于风,邪气留连,乃为洞泄;夏伤于暑,秋为痎疟;秋伤于湿,上逆而咳,发为痿厥,冬伤于寒,春必温病。"地理高下不同引起的不一样病理改变,"是以地有高下,气有温凉,高者气寒,下者气热,故适寒凉者胀,之温

---

① 佚名.黄帝内经灵枢[M].北京:中医古籍出版社,1997:40.

热者疡"(《素问·五常政大论篇》)。

脏腑失和则病。人体各脏腑、经络、皮肉筋脉骨、五官九窍,是互相联系、不可分割的有机整体,《灵枢·本藏》云:"肺合大肠……心合小肠……肝合胆……脾合胃……肾合膀胱。"《灵枢·五色》云:"肝合筋,心合脉,肺合皮,脾合肉,肾合骨。"各组织器官达成和谐、协同运作,方能完成正常的生理活动。脏腑失和,"五脏不和则七窍不通,六腑不和则留为痈"(《灵枢·经脉》)。

阴阳失和则病。《素问·阴阳应象大论篇》:"阴胜则阳病,阳胜则阴病。阳胜则热,阴胜则寒。"《素问·生气通天论篇》:"阴不胜其阳,则脉流薄疾,并乃狂;阳不胜其阴,则五脏气争,九窍不通。"阴阳消长变化过极,则物极必反,寒热转化,"寒极生热,热极生寒"。张景岳注曰:"阴寒阳热,乃阴阳之正气。寒极生热,阴变为阳也;热极生寒,阳变为阴也。邵子曰,动之始则阳生,动之极则阴生,静之始则柔生,静之极则刚生,此周易老变而少不变之义。"严重者,"阴阳离决,精气乃绝"。

升降逆乱则病。升降出入,气的运动形式,是生命存在的条件之一,《素问·阴阳应象大论篇》曰:"升已而降,降者谓天,降已而升,升者谓地。"《素问·六微旨大论篇》曰:"故高下相召,升降相因,而变作矣。"论述了阴阳升降、消长变化、循环往复的规律。又曰:"出入废则神机化灭,升降息则气立孤危。""故非出入,则无以生长壮老已;非升降,则无以生长化收藏。""死生之机,升降而已。"自然界生长化收藏,人生长壮老已,没有气的升降出入,便没有天地生化,没有生命过程。气之运动如果发生紊乱,升降失和,必然会给人体系统的正常运作带来一系列问题。《素问·阴阳应象大论篇》:"故清阳为天,浊阴为地;地气上为云,天气下为雨,雨出地气,云出天气。故清阳出上窍,浊阴出下窍;清阳发腠理,浊阴走五脏;清阳实四肢,浊阴归六腑。"人体清阳浊阴分布走行的生理与天地相应。脏腑气机升降相因,在运动中生克制化则生理正常,叶天士云"脾宜升则健,胃宜降则和"(《临证指南医案》)。脾胃为气机运动的枢纽,黄元御谓"肝气升于左,肺气降于右",同为人体气机运动的重要机制。如上下不交,气机失和则病,如张景岳云"既济为心肾相偕,未济为阴阳各别。未济一卦,坎下离上,即火在上,水在下,以烹饪来说,则食物不能熟,以救火来说则火不能灭,故象征心火肾水不相交济之象"(《类经附翼·医易义》)。"泰为上下之交通,否是乾坤之隔绝"。否卦乾上坤下,地气在下而不上升,天气在上而不下降。天地不交为"否",如肺、脾、肾三脏气化升降失司,导致水气停滞,形成腹胀满、浮肿之症。

气血失和则病。"气主煦之,血主濡之"(《难经·二十二难》)。气以行血,血以载气。在气的生成中,血是生气之源,为气之母;在血的生成中,气能生血。气血、阴阳、五脏功能的调顺和正常是维持人体正常生命活动的基本条件,气血和则正气足,"正气存内,邪不可干"(《素问遗篇·刺法论篇》),"邪之所凑,其气必虚"(《素问·评热病论篇》)。"血气不和,百病乃变化而生。"(《素问·调经论篇》)①。如《伤寒论》说:"血弱气尽,腠理开,邪气因入,与正气相搏,结于胁下,正邪纷争,往来寒热。"气血和,则阴津充足,阳气密固,"盖无虚,故邪不能独伤人"(《灵枢·百病使生》)。

心身失和亦为病。《灵枢·天年》曰:"血气已和,荣卫已通,五脏已成,神气舍心,魂魄毕具,乃成为人。"《素问·六节脏象论篇》云:"气和而生,津液相成,神乃自生。"人是形神合一的统一体。

《三因极一病证方论·五劳证治》云:"五劳者,皆用意施为,过伤五脏,使五神(即神、魂、魄、意、志)不宁而为病,故曰五劳。以其尽力谋虑则肝劳,曲运神机则心劳,意外致思则脾劳,预事而忧则肺劳,矜持志节则肾劳。是皆不量禀赋,临事过差,遂伤五脏。"身心失和,情志不调可直接伤五脏,使五神不宁。

"心藏神,肺藏魄,肝藏魂,脾藏意,肾藏志"(《素问·宣明五气论篇》)。精神情志异常,人体内外失和,易致外邪,引发疾病。"悲哀愁忧则心动,心动则五脏六腑皆摇"(《灵枢·口问》),"忧恐忿怒伤气,气伤脏,乃病脏"(《灵枢·寿天刚柔》),"怒伤肝、喜伤心、忧伤肺、思伤脾、恐伤肾"(《素问·阴阳应象大论篇》)。稽康《养生论》也说:"精神之于形骸,犹国之有君也。神躁于中,而形丧于外,犹君昏于上,国乱于下也。"强调神主形从,神统御形,同时主张"使形神相亲,表里俱济也"的养身思想。

唐代王冰说:"神之为用,触遇玄通,契物化成,无不应也。"清代徐灵胎:"合为一身之主,脏腑百骸皆听命于心,故为君主,心藏神,故为神明之用。"调心,调节精神情志,保持内心的平和,促进机体生理功能的和谐,亦是调身,是防御疾病,有利疾病治疗的重要方面。《素问·举痛论篇》:"喜则气和志达,荣卫通利。"《中庸》曰:"喜怒哀乐之未发,谓之中,发而皆中节,谓之和。"所以,老子认为"见素抱朴,少私寡欲",稽康《养生论》主张"爱憎不栖于情,忧喜不留于

---

① 佚名.黄帝内经素问[M].北京:中医古籍出版社,1997:93.

意,泊然无感,而体气和平",追求淡泊,保持内心平和,这是中国养生的传统,"和"则"形与神俱",或可尽天年。《素问·上古天真论篇》有"恬淡虚无,真气从之;精神内守,病安从来",讲求"恬淡"与"内守",只有平和的状态才心神安宁,神安形养,形与神俱。

3. "求和",在疾病传变中,审证辨因,求临床"和"之道   "失和"是疾病发生的原因,治疗就是"谨察阴阳所在而调之,以平为期,正者正治,反者反治"(《素问·至真要大论篇》);"调其阴阳,不足则补,有余则泻"(《素问·骨空论篇》)。"因而和之,是谓圣度"(《素问·生气通天论篇》),"必先五胜,疏其血气,令其调达,而致和平"(《素问·至真要大论篇》)。通过调和表里、上下、气血、三焦、脏腑、阴阳、寒热、虚实,调整五脏的偏盛、偏衰,使其复归于"阴平阳秘"的动态谐调状态,就是"求和"。

在临床治疗上,审证求因,灵活应用"汗、吐、下、和、温、清、消、补"八法,组方用药,升降结合、散中有收、寒热并用、攻补兼施、表里同治,以期"和其不和者也,凡病兼虚者补而和之,兼滞者行而和之,兼寒者温而和之,兼热者凉而和之,和之为义广矣。亦犹土兼四气,其于补泻温凉之用,无所不及,务在调平元气,不失中和之为贵也"(《景岳全书》)。

"和"作为治疗原则和方法:与《内经》相比,《伤寒杂病论》是一本强调临床实践的医著。书中除出现了少量的指人体正常的生理状态"和",如"脉调和""口中和""胃气和""荣气和"等,还提到了"卫气不共荣气谐和""和胃气""以温药和之"的说法,涉及的范围包括"和解""和胃(气)"及"和化痰饮"三个方面,初步体现了一种具体的治疗原则,也是后世"和法"正式形成的滥觞。从另一角度,《伤寒论》中已发展完善的方剂配伍原则正是对"和"的相反相成含义的最好体现。中医从使用单味药到应用方剂配伍治疗疾病的发展,实际上即是相反相成的"和如羹焉"的发展,也是真正"和法"的雏形。此外,其对"和胃气"的强调也延续了《国语》中"五行之中以土最为重要"的看法,与后世"重视脾胃"的治疗原则联系紧密。宋金元时期是理学的鼎盛时期,也是医学的蓬勃发展时期。理学家对"和"的阐述和发挥直接推动着"和法"的确立,以及后世医家对"和法"的深入探讨。如金代成无己提出"和解少阳"法[①],用小柴胡汤,标志着和法作为正式治法的形成。特别是明代张景

---

①　成无己.注解伤寒论[M].北京:人民卫生出版社,1963:91.

岳将"和法"立为"八阵"之一,并倡"和其不和"之论,大大扩展了"和法"的应用范围,将作为治法的"和法"的理论范畴推向了极致。可见和法作为单独治法的确立及地位的逐渐提高、含义的逐渐广泛与理学对"和"的推崇是分不开的。时至清代,程国彭在《医学心悟》中明确提出汗、吐、下、和、温、清、消、补为"医门八法"①,从此,和法作为中医治疗大法之一的地位被正式确立,"和法"的概念正式成熟。此时,虽然其范畴有所收缩,但对代表方剂、组方原则和应用范围已有了较为明确的总结,不再大而无当、缺乏实用性,并由此奠定了我们今日对和法的认识。即"和法"是一种以阴阳相配、相反相成为组方原则,同时可解决多方面的矛盾,以尽快恢复人体内环境的动态平衡的治疗方法,具体可分为和解法和调和法,以小柴胡汤为代表方,适用于复杂而证情相对较轻缓的病证。

调阴阳不和,如《伤寒论》之小柴胡汤和解少阳,调少阳枢机不利,主治邪在半表半里之少阳病,方中用柴胡、黄芩,君臣相配,一散一清,解少阳之邪,宣通内外运转枢机。平调阴阳,张景岳创制左归、右归丸,"阴中求阳,阳中求阴",将附子、肉桂、鹿角胶等温阳之品与熟地、山药、枸杞等滋阴之药联合运用,奏阴阳互济之功。和营卫,如《伤寒论》之桂枝汤,桂枝辛温发其阳,芍药酸甘敛其阴,营卫同治,使营卫和调。寒热并用,如半夏泻心汤,寒热并用、辛开苦降配伍应用,治疗脾胃寒热错杂,气机痞塞。表里双解,如大柴胡汤、大小青龙汤、防风通圣散、葛根芩连汤、疏凿饮子等,则解表与治里之品同用。调整脏腑阴阳气血失调,如交通心肾以交泰丸;调和肝脾以四逆散、逍遥散;健脾温肾以苓桂术甘汤等,以使五脏六腑达到阴平阳秘的和谐状态。

戴北山在《广温疫论》中说,"寒热并用谓之和,补泻合剂谓之和,表里双解谓之和,平其亢厉谓之和"。今人亦云"凡用和解之法者,必其邪气之极杂者也,寒者、热者、燥者、湿者,结于一处而不得通,则宜开其结而解之;升者、降者、敛者、散者,积于一偏而不相浹,则宜平其积而和之。故方中往往寒热并用,燥湿并用,升降敛散并用"②。

总之,中医治病,就是在人之阴阳对立、消长、依存、转化的复杂过程中,"察色按脉,先别阴阳",运用中药的四气五味、药物归经等偏性,以"和"为机,

---

① 程国彭.医学心悟[M].北京:人民卫生出版社,1963:15.
② 周学海.读医随笔[M].北京:中国中医药出版社,1997:145.

找到"平其亢厉"之路径方法,达到"阴平阳秘"的目的,恢复健康。

4. 中医"和"思想的现代意义和价值　　中医学形成伊始,即以重视人体内部以及人与自然之间的相互和谐为特征,并由此发展成完整的理论和治疗体系。要应用中医药,必须以中医理论为指导。中医学中"和"与"和法"均源于中国传统哲学,在2 000余年的发展过程中,随着传统文化和中医发展的大潮或彰或隐,或起或落。它的产生、发展、确立、总结,甚至于被质疑,都与整个中医学的发展过程密切相关。"和"在一定程度上充分体现了中医的特色。特别是随着时代的发展,环境污染、激烈竞争等诸多与现代文明相伴而来的因素,使得肿瘤、心脑血管疾病和心身疾病等日益增多,致病因素日益复杂,治疗也趋向于个体化,而哲学研究的趋势也逐步向整体性的"和谐"回归,如系统论、稳态理论以及耗散结构理论。这些都使得"和"这一治疗精神重新被重视,而"和法"作为不能被西医西药替代、具有中医绝对特色的治疗方法,必将有广泛的应用前景。

第二节　中医的"不易"之理

中医学几千年来的发展证明,它有着独特的、具有中国传统认识论特质的理论构架。这种理论构架属于哲学范畴,具有强大的包容性和延展性,因此可以被完善、被修订,却不能被否定,否则,整个中医甚至中国哲学体系便不复存在,这构成了中医的"不易"之理。

元气论、阴阳观和五行观,是阐释世界变化规律的基本原理,也是中医理论解释生命运动变化的哲学基础和理论工具。

(一) 元气论

气,是中国古代哲人通过对自然界和生命的感知,所形成的关于宇宙万物组成与变化的概念。在哲学理论中,"气"基于"道",是用来表述自然本体的最基本哲学范畴。这一概念被引入医学领域后,又成为"精气神""形神"等理论的基础,反映出中医学对人体构成与功能变化的认识。

1. 元气论的形成与发展　　"元气",原指天地形成之前的混沌之气,即"本原之气",也指构成世界万物的原始物质。"气"字的本身源于"云气",来自于人们对自然界的观察。在先秦时候，"气"已成为重要的哲学概念，被认为是存在于宇宙之中的不断运动且无形可见的极细微物质，是宇宙万物的共同构成本原。并与"道"联系起来，认为"道"生于"无"，而"气"是"道"的派生。这一时期，还有"精气""天地之气""冲气"等气学理论。至汉代时，进一步提出了"元气"这一概念，并将其作为化生宇宙万物的本原。《鹖冠子·泰录》曾云："天地成于元气，万物乘于天地。"①而董仲舒明确指出："元者，为万物之本"②。又如《论衡》载："元气未分，浑沌为一""万物之生，皆禀元气"③等。至此，"元气论"得到了明确与深化。不仅用于解释宇宙万物的形成，亦用于解释人体的组成和功能运动。

2. "气"的含义与特性　　文字学上，"气"有不同的写法，"气"为其本字，指风气或云气。另有"氣"字，《说文解字》解为"馈客刍米"，即赠送给他人的谷物，引申为饮食物④。后来"氣"代替了古字"气"，二者的概念也逐渐合流，不再详细辨析。

"气"是天地万物的本原。道家的精气学说认为，宇宙中的一切事物都是由精或气构成的，宇宙万物的生成皆为精或气自身运动的结果，精或气是构成天地万物包括人类的共同原始物质。

"气"具有物质性。气的最初来源为无形之"道"，如《老子》所言："道生一，一生二，二生三，三生万物。"⑤"一"即气一元论之"气"。气既是无形的，又是有形的。无形之气是极精微的物质，弥散在整个宇宙空间中，肉眼不可见；有形之气可凝聚为具体物质，世间万物之形态无不为气所组成。

"气"具有运动性。运动不息是气的基本特性之一。气的运动亦体现了其所构成的物质的功能。"积阳为天，积阴为地"⑥（《素问·阴阳应象大论篇》），天地之气运动产生交感，可生万物，气又同时通过不断的运动变化，作为联系万物的中介而存在。

3. "气"的运动变化　　气的运动，称为气机。其运动的形式主要有升、降、出、入等，其中保持着协调平衡关系。气的运动具有普遍性，使整个宇宙充

---

①　陆佃解.鹖冠子[M].北京：中华书局，1985：76.

②　董仲舒.春秋繁露[M].曾振宇注说.开封：河南大学出版社，2009：146，185.

③　王充.论衡[M].上海：上海人民出版社，1974：166.

④　许慎.说文解字[M].天津：天津古籍出版社，1991：14.

⑤　李存山注译.老子[M].郑州：中州古籍出版社，2008：76.

⑥　佚名.黄帝内经素问[M].北京：中医古籍出版社，1997：7.

满了生机,既可促使无数新生事物的孕育与发生,又能引致许多旧事物的衰败与消亡,如此维持了自然界新陈代谢的平衡,如《素问·六微旨大论篇》所言:"是以升降出入,无器不有。"①

气通过运动产生各种变化的过程,称为气化。哲学中的气化,主要指气与万物的化生关系。而《内经》中,已经将气化拓展为天地之气的运动变化以及生命活动中气的变化,含义更为广泛。气化的过程是自然界万物发生、发展和变化的内在机制,也是生命活动的存在形式。

4. 元气论在中医学中的应用　气之聚散可描述人的生命和死亡过程。人与万物一样,皆是天地精气而化生,元气亦是构成人体的本原物质,从中体现了人和自然界的统一性。《庄子·知北游》云:"人之生,气之聚也。聚则为生,散则为死。"②《论衡·论死》言:"阴阳之气,凝而为人;年终寿尽,死还为气。"③因此,维护人体之气当作为治疗和养生的基础。

气的运动是生命活动的基础。中医学的气,指人体内生命力很强、不断运动且无形可见的极细微物质,包括元气、真气、宗气、营卫之气、脏腑之气、经络之气等,既是人体的重要组成部分,又是激发和调控人体生命活动的动力源泉,维系着人体的功能活动,体现了物质性和功能性的统一。

哲学之"气"与中医之"气"相互结合,对中医学整体观念的构建有重要影响。古代哲学的精气学说奠基于先秦至秦汉时期。这一时期正值中医学理论体系的形成阶段,故古代哲学的精气学说渗透到中医学中,从而对人与自然、社会环境统一性的整体观念,以及在"天人合一"指导下的诊疗和养生方法产生了重大影响。

(二) 阴阳观

阴阳是古代哲学的一对范畴,是对自然界相互关联的某些事物或现象对立双方属性的概括。最初阴阳的含义来自天文的现象,是对地球自转过程中阳光的变化规律的认知,昼夜之变和四时之变。后来引申为一切事物或现象本身存在的相对对立的两个方面。既指两种相互对立的事物或现象,又可指同一事物内部相互对立的两个方面。从象形文字看,向日者为阳,背日者

---

① 佚名.黄帝内经素问[M].北京:中医古籍出版社,1997:111.
② 曹础基注.庄子浅注[M].北京:中华书局,1982:323.
③ 王充.论衡[M].上海:上海人民出版社,1974:318.

为阴。

1. 阴阳观的形成与发展　　阴阳的观念大致发源于西周时期。《周易·说》中指出"立天之道,曰阴曰阳"①,《周易·系辞》也说:"一阴一阳之谓道"②,已把阴阳的存在和相互间的运动变化作为自然界的基本运行规律,并用来解释自然界的某些现象,如西周末年,伯阳父用阴阳活动解释地震,《国语·周语上》称"阳伏而不能出,阴迫而不能蒸,于是有地震"③。

春秋战国时期,阴阳观开始渗入医学理论体系之中,并与医学中原有的具体内容相结合,形成了中医药学中特有的阴阳学说,如《左传·昭公元年》所记载的"六气致病说"。秦汉时期,中医药学中的阴阳观集中体现在《内经》一书中,并发展成为系统的指导性理论。汉末张仲景《伤寒论》所创立的六经学说,更是用阴阳观把握具体医学现象的卓越实践。隋代名医杨上善明确指出阴阳"一分为二"的观点。之后,随着宋代理学的兴盛,在周敦颐、张载、朱熹、邵雍等学者对无极、太极、阴阳、五行等观念进一步阐释的基础上,医学领域中的阴阳学说也得到了长足的发展,如明代医学大家张景岳更是在《类经》和《景岳全书》中对中医学中的阴阳学说进行了系统的整理阐述。同时,由于医学本身存在的客观实在性,使得融汇其中的阴阳理论中的合理性得到了最大程度的彰显,而玄学的成分得到了一定程度的遏制。

2. 阴阳观的概念与特征　　太阳东升西落,日出于东之阳谷,日入于西之昧谷,白天是太阳,光明,晚上是月亮,黑暗,这是太阳的周日运动。太阳自南回归线的冬至点子时向北运动之北回归线,从北回归线再回到南回归线的冬至点,巡天一周为一年。太阳运动的年周期、日周期的明暗寒热交替的往复变化是阴阳观念形成的基础。《周易·系辞》曰:"一阴一阳为之道。"

明暗寒热交替的往复变化,逐渐推衍和引申成对宇宙万物中各种对立性事物和现象的概括。从事物的属性来看,一般具有运动的、外向的、上升的、温热的、无形的、明亮的、兴奋的特征的事物和现象都属于阳;相对静止的、内守的、下降的、寒冷的、有形的、晦暗的、抑制的都属于阴。其中水与火为阴阳属性的标志,"水为阴,火为阳",称为"阴阳之征兆"。对于人体的形质和功能来说,具有中空、外向、弥散、推动、温煦、兴奋、升举等特性的事物及现象统属于

---

① 阮元校刻.十三经注疏:周易正义[M].北京:中华书局,1980:93.
② 阮元校刻.十三经注疏:周易正义[M].北京:中华书局,1980:78.
③ 佚名.国语[M].上海:上海古籍出版社,1988:26.

阳,而将具有实体、内守、凝聚、宁静、凉润、抑制、沉降等特性的事物和现象统属于阴。

阴阳观的思想基础具有客观性和物质性。其物质基础即是"气",阴阳由"元气"化生,如《周易·系辞》说:"易有太极,是生两仪,两仪生四象,四象生八卦。"①阴阳观同时又具有普遍性,是自然界变化的基本规律。宇宙间的任何事物和现象,都包含阴与阳相对立的两个方面,如《素问·阴阳应象大论篇》所言:"阴阳者,天地之道。""天地者,万物之上下也,阴阳者,血气之男女也,左右者,阴阳之道路也,水火者,阴阳之征兆也,阴阳者,万物之能始也"。②

任何事物或现象的阴阳属性,既具有相对性,又具有绝对性,因此既是确定可分的,又是相对可变的。阴阳属性的绝对性,体现在阴与阳的基本特征性上;而其相对性,主要反映于事物的阴阳属性可随其对立面变化而变化、在一定条件下可向其相反方面转化以及阴阳之中可再分阴阳几个方面。因此,运用阴阳观分析事物和现象时,必须考虑事物的总体属性、比较层次、比较对象等因素。

3. 阴阳观的基本内容　　阴阳观的基本内容主要是通过阴阳之间的相互关系和运动变化来解释自然界的各种现象和规律及其意义,主要包括以下方面。

阴阳交感相错:指阴阳二气在运动中产生相互作用,相互感应而交合。阴阳交感是宇宙万物赖以生成和变化的根源。荀子指出:"天地合而万物生,阴阳接而变化起。"③对于人体来说,"天地合气,命之曰人"④(《素问·保命全形论篇》),"男女媾精,万物化生"⑤(《周易·系辞》)。一旦阴阳离决,即是事物或生命的终结。

阴阳对立制约:指属性相反的阴阳双方在一个统一体中的相互斗争、相互制约和相互排斥。其具有两层含义,一是事物或现象中存在的阴阳两个方面的属性是相对的、矛盾的;二是相互对立的阴阳双方存在着相互抑制和约束的关系,体现于此消彼长、彼消此长。如自然界四季有温、热、凉、寒的气候变

---

① 阮元校刻.十三经注疏:周易正义[M].北京:中华书局,1980:82.
② 佚名.黄帝内经素问[M].北京:中医古籍出版社,1997:7,9.
③ 章诗同注.荀子简注[M].上海:上海人民出版社,1974:213.
④ 佚名.黄帝内经素问[M].北京:中医古籍出版社,1997:42.
⑤ 阮元校刻.十三经注疏:周易正义[M].北京:中华书局,1980:88.

化,春夏时阳气上升抑制了秋冬的寒凉之气,气候温热;秋冬时阴气上升抑制了春夏的温热之气,气候寒冷。

阴阳互根互用:互根,指阴阳双方具有相互依存、互为根本的关系;互用,指阴阳双方具有相互资生、促进和助长的关系。说明阴和阳任何一方都不能脱离另一方面单独存在,每一方都以相对的另一方的存在作为自己存在的前提和条件,如同一枚硬币的两面。在医学中体现在"孤阴不生,独阳不长""阳生阴长,阳杀阴藏"等方面。

阴阳消长平衡:指对立互根的阴阳双方处于不断地增长和消减的变化之中,而非一成不变。阴阳双方在彼此消长的运动过程中保持着动态平衡。其基本形式包括建立在阴阳对立制约基础上的阴阳的互为消长,或为阴长阳消,或为阳长阴消;以及建立在阴阳互根互用基础上的阴阳的皆消皆长,或为阴阳俱长,或为阴阳皆消。

阴阳相互转化:指事物的总体属性在一定条件下可以向其相反的方向转化,即事物阴阳属性发生了根本改变。阴阳转化是阴阳消长的结果,阴阳消长是一个量变的过程,阴阳转化则是在量变基础上的质变,所谓"物极必反""否极泰来"。自然界中季节、昼夜的更替无不体现了阴阳的相互转化。

4. 阴阳观在中医学中的应用　　阴阳观是构建中医基础理论体系的基石,贯穿于中医生理、病理、诊断、治疗、养生等各个方面,并有效地指导着中医的思维方式和临床实践。具体包括以下几个方面。

(1)阐释人体的组织结构:人体是一个有机整体,中医学认为组成人体的所有形质结构均可根据其所在部位、功能特点划分为相互对立的阴阳两部分,其中存在着有机的联系。如就形体而言,外为阳,内为阴;上为阳,下为阴;背为阳,腹为阴;就脏腑而言,六腑为阳,五脏为阴;五脏之中,心、肺居上为阳,肝、肾居下为阴;经络系统根据走向和功能,分为阳经、阴经、阳络、阴络等。

(2)概括人体的生理功能:人体的正常生命活动,即是阴阳和谐统一的结果。从功能和物质角度而言,"阳化气,阴成形"①,即功能属阳,物质属阴。阴阳之间的相互作用,推动着人体内物质与物质之间、物质与能量之间的相互转化,推动和调控着人体的生命进程。

(3)说明人体的病理变化:人体阴阳的失调,即是疾病产生发展的根本原

---

① 　佚名.黄帝内经素问[M].北京:中医古籍出版社,1997:7.

因。病邪可分阴阳两大类,侵犯人体后,导致阴阳之间对立制约的失衡,产生"阴胜则阳病,阳胜则阴病,阳胜则热,阴胜则寒"①(《素问·阴阳应象大论篇》);阴阳之间互根互用的缺失,可以导致阳损及阴,阴损及阳,乃至阴阳俱损。

（4）用于疾病的诊断:阴阳可作为人体疾病性质的高度概括。在中医诊断中,强调"善诊者,察色按脉,先别阴阳"②。望、闻、问、切四诊中,都有阴阳可辨,如色泽、声息、形态、脉象皆须分阴阳。在疾病辨证中,阴阳为基本总纲,表证、热证、实证属阳,里证、寒证、虚证属阴。

（5）用于疾病的防治:疾病产生发展的根本原因是阴阳失调,因此,通过各种治疗手段,使阴阳恢复和谐状态,是中医根本的治疗原则。阴阳偏盛者,泻其有余;阴阳偏衰者,补其不足;阴阳互损者,阴阳双补,最终目的皆是使机体的阴阳达到"自和"状态,"以平为期"。在保健养生中,同样强调阴阳的重要性。养生的基本原则即是"法于阴阳",顺应自然,如春夏养阳、秋冬养阴,冬病夏治、夏病冬养等。

（6）归纳药物的性能:阴阳可以用来概括中药的性味功效,从而指导临床。从药性来看,中药有"四气",其中寒、凉属阴,温、热属阳;从药味来看,中药"酸、苦、甘、辛、咸"五味中,辛、甘属阳,用于发散、滋补,酸、苦、咸属阴,用于收敛、降泄;从药用来看,升、浮者上行、发散,属阳;沉、降者下降、镇敛,属阴。

总而言之,中医传统哲学中的阴阳观,在其渗入中医药领域后,充分体现了其唯物论和辩证法思想,成为中医药文化中的核心理念与重要的思想方法论。

（三）五行观

与阴阳观一样,五行观的产生源于人类对自然界的观察与认识。它是人们对地球围绕太阳公转时,地上万物在不同时节、不同方位,随阳光变化而变化的规律的抽象概括。以万物在不同时节、不同方位发生的同一性及变化秩序为依据,推类万物的相互关联、制约和变化。中医学理论体系的建构受到五行理论的深刻影响,尤其在描述脏腑生理、病理特性及其相互关系

---

① 佚名.黄帝内经素问[M].北京:中医古籍出版社,1997:8.
② 佚名.黄帝内经素问[M].北京:中医古籍出版社,1997:11.

方面,五行观所提供的整体性和系统性为之提供了完整的框架。同时,在五行生克方面,中医学进一步发展了五行乘侮理论,使五行观进一步得到完善。五行观和阴阳观互相融合,构成了中医药理论体系的基础,是传统哲学范式在医药学中的典型反映。

1.五行观的形成与发展　　古时以太阳视运动、月亮圆缺、星辰出没等周期,以及气候及物象变化为准制定历法。《乾凿度》:"天地烂明,日月星辰布设,八卦错序,律历调列,五纬顺轨。"古人观天,面南观七政(日月五星二十八宿),面北观北斗星运动。北斗星运转不息,《史记·天官书》"斗为帝车,运于中央,临制四乡",把斗柄夜半所指地平的方向定为四方,与地面的气候相应,划分四季。《药罐子·环流》:"斗柄东指,天下皆春;斗柄南指,天下皆夏;斗柄西指,天下皆秋;斗柄北指,天下皆冬。"《史记·历书》:"黄帝考定星历,建立五行。"《白虎通·五行篇》:"言行者,欲言为天行气之义。"《春秋繁露·五行相生》:"行者,行也,其行不同,故谓之五行。"普遍认为一年中不断按顺序寒暖变化的五个时节,即五行观念的基础含义。至春秋时期,"五行"作为一种思维模式已被广泛应用于解释自然和社会现象,如将五行配合五祀、五味、五色、五声、五官等,儒家思孟学派甚至将其引入人性说,用五行与仁义礼智信等道德规范相配。

2.五行观的概念与特征　　五行不是构成宇宙万物的木、火、土、金、水五种基本物质,五行是天体运行的五种状态,也是北斗斗柄所指的不同方位。其所指不同方位,阴阳之气不同,气候寒温随之改变。五行在地就是一年转换的五个时节,不同的物候状态。《尚书·洪范》:"五行……水曰润下,火曰炎上,木曰曲直,金曰从革,土爱稼穑"①,五行的概念及特性分别为:木性能屈能伸,主生长、生发、畅达;火性炎热,主上升、光明;土主生化、承载、受纳;金性刚柔相济,主沉降、肃杀、收敛;水性滋润下行,主寒凉、闭藏。

自然界事物中,五色、五味、五气、五方、五季、五味皆可归于五行;人体组成和功能活动方面,脏腑、官窍、形体、情志、声息、变动等亦可归于五行。这一五行归类的方法,主要有取象比类法和推演络绎法两种。前者即是从事物的形象(形态、作用、性质)中找出能反映本质的特有征象,以五行各自的抽象属性为基准,与某种事物所特有的征象相比较,以确定其五行归属。后者即是根

---

① 阮元校刻.十三经注疏:尚书正义[M].北京:中华书局,1980:188.

据已知的某些事物的五行归属,推演归纳其他相关的事物,从而确定这些事物的五行归属。

3. 五行观的基本内容　　五行之间存在动态而有序的变化,其规律主要是相生与相克的结合,从而维持五行系统的动态平衡。

从常态角度,主要为五行的相生、相克。五行相生,是指五行中的某一行对其子行的资生、促进和助长,其次序为木生火,火生土,土生金,金生水,水生木。五行相克,是指五行中的某一行对其所胜行的克制和制约,其次序为木克土,土克水,水克火,火克金,金克木。五行生克又通过制化关系,即"亢则害,承乃制",五行之间既相互资生,又相互制约,维持平衡协调,推动事物间稳定有序的变化与发展。

从非常态角度,主要指五行的相乘、相侮。五行相乘,是指五行中一行对其所胜的过度制约或克制。又称"倍克",其次序与相克相同,二者差异在于相克用于说明正常(生理)情况,相乘用于说明异常(病理)变化。五行相侮,是指五行中一行对其所不胜的反向制约和克制。又称"反克",其次序为木侮金,金侮火,火侮水,水侮土,土侮木。此外,还可出现五行的母子相及,包括母病及子、子母俱虚与子病及母、子母俱虚或子盗母气等现象。

4. 五行观在中医学中的应用　　中医学在天人相应思想指导下,以五行为中心,以空间结构的五方,时间结构的五季,人体结构的五脏为基本框架,将自然界的各种事物和现象以及人体的生理病理现象,按其属性进行归纳,从而将人体的生命活动与自然界的事物或现象联系起来,形成了联系人体内外环境的五行结构系统,用以说明人体以及人与自然环境的统一。(表3-1)

表3-1　天人相应表

			五方	东	南	中	西	北
人与自然统一	自然界	天	五时	春	夏	长夏	秋	冬
			五气	风	热	湿	燥	寒
			五化	生	长	化	收	藏
			五星	岁星	荧惑星	镇星	太白星	辰星
		地	五畜	鸡	羊	牛	马	彘
			五谷	麦	黍	稷	谷	豆

（续表）

自然界	地	五色	青	赤	黄	白	黑
		五味	酸	苦	甘	辛	咸
		五音	角	征	宫	商	羽
		五臭	臊	焦	香	腥	腐
人与自然统一	易	卦象	震	离	坤	兑	坎
		生成数	八	七	五	九	六
		五行	木	火	土	金	水
	人体	五脏	肝	心	脾	肺	肾
		五官	目	舌	口	鼻	耳
		五体	筋	脉	肉	皮	骨髓
		五华	爪	面	唇	毛	发
		五声	呼	笑	歌	哭	呻
		五志	怒	喜	思	忧	恐
		病变	握	忧	哕	咳	慄
		病位	颈项	胸胁	脊	肩背	腰股

五行观在中医药学中的具体应用包括以下几个方面。

（1）建构藏象系统：中医学在五行学说基础上，根据肝、心、脾、肺、肾五脏某一方面的功能特征，将其分别归属于木、火、土、金、水五行，又将五腑、五官、五体、五志、五神、五液、五华等分别归属于五行，从而建立其以五脏为中心的藏象系统，指导临床诊疗和养生保健。

（2）说明五脏的生理功能及其联系：包括如下两个方面。①五行相生，即木生火，肝藏血以济心，肝之疏泄以助心行血；火生土，心阳温煦脾土，助脾运化；土生金，脾气运化，化气以充肺；金生水，肺之精津下行以滋肾精，肺气肃降以助肾纳气；水生木，肾藏精以滋养肝血，肾阴资助肝阴以防肝阳上亢。②五行相克，即水克火，肾水上济于心，可以防止心火之亢烈；火克金，心火之阳热，可以抑制肺气清肃太过；金克木，肺气清肃，可以抑制肝阳的上亢；木克土，如肝气条达，可疏泄脾气之壅滞；土克水，脾气之运化水液，可防肾水泛滥。

（3）分析五脏病变的相互影响：可用五行的乘侮和母子相及规律来阐释。如肝脏有病，病传至心，为母病及子；病传至肾，为子病及母；病传至脾，为乘;病传至肺,为侮。一般认为,按相生规律传变时,母病及子病情轻浅,子病及母病情较重;按相克规律传变时,相乘传变病情较深重,而相侮传变病情较轻浅。

（4）指导疾病的诊断:首先根据色、脉、味等症状用于确定五脏病变部位;其次可用五行生克规律推断病情的轻重顺逆,如肝病色青而见弦脉,色脉相符,为顺;若反见浮脉,则属克色之脉,为逆;若得沉脉,则属生色之脉,为顺。

（5）指导疾病的治疗:包括控制疾病传变,即治疗时,除对所病本脏进行治疗之外,还要依据其传变规律,治疗其他脏腑,以防止其传变。确定治则治法,如根据五行相生规律,其治疗原则有虚则补其母,实则泻其子,具体治法为滋水涵木法、益火补土法、培土生金法、金水相生法;根据五行相克关规律,其治疗原则主要是抑强扶弱,具体治法为抑木扶土法、培土制水法、佐金平木法、泻南补北法。指导脏腑用药,如青色、酸味药入肝经,赤色、苦味药入心经,黄色、甘味药入脾经、白色、辛味药入肺经,黑色、咸味药入肾经等。以情志相胜法指导情志疾病的治疗,如悲胜怒;恐胜喜;怒胜思;喜胜忧;思胜恐。指导针灸取穴,将手足十二经近手足末端的井、荥、输、经、合"五输穴",分别配属于木、火、土、金、水五行,在治疗脏腑病证时,根据不同的病情以五行的生克规律进行选穴治疗。

五行观充分体现了中国传统哲学注重宏观、注重整体,并强调在动态中把握事物之间功能联系的特点,亦是构成中医药学理论体系的骨架。但在实际应用中,如果拘泥其模式,不免流于机械和臆测,当为我们注意和避免。

第三节　中医学中的变易

一、变易思想与中医生命观

中医理论和实践的基础在于其对生命现象和生命活动的基本认识,即中医生命观。中国传统哲学对生命本身的认识主要反映在天人相系的整体观念和变动不居的恒动观念中。医与易自古以来就有着密切关系,因为二者都是基于对自然现象的认识和探讨。因此,变易思想在中医生命观中有着深刻的反映。

（一）生命的产生

中国传统中，虽然有着"女娲造人"等神话传说，但在对"生命是如何产生的"这个问题上，向来不像西方那样笼罩在"神创论"的阴影之下。至少从西周时期起，人格化的"天"就在思想领域逐渐淡化，代之以"自然无为"之天，是"道"的表现。因此，生命的产生也是一种自然而然的现象。正如《老子》所言："道生一，一生二，二生三，三生万物。万物负阴而抱阳，冲气以为和。"（《老子·四十二章》）生命与天地万物一样，来自于阴阳二气的交感作用。如果说这个过程在哲学家的眼中过于玄妙的话，在医学家的描述中就更为清晰。中医一方面从传统哲学角度，将生命的形成源于天地二气的感应，如"人以天地之气生，四时之法成""人生于地，悬命于天，天地合气，命之曰人"（《素问·宝命全形论篇》），"天之在我者德也，地之在我者气也，德流气薄而生者也"（《灵枢·本神》）等，但进一步站在实践的角度认为，生命的起源在于两精相搏。这里的"精"之本义应该是生殖之精，"故生之来谓之精，两精相搏谓之神"（《灵枢·本神》）。其过程是"以母为基，以父为楯……血气已和，荣卫已通，五脏已成，神气舍心，魂魄毕具，乃成为人"（《灵枢·本神》），以及"人始生，先成精，精成而脑髓生，骨为干，脉为营，筋为刚，肉为墙，皮肤坚而毛发长，谷入于胃，脉道以通，血气乃行"（《灵枢·经脉》）。在生命形成的过程中，除形体生成外，更着重强调"神"作为生命形成的标志。

在医书的记载之外，其他书籍中也看到古人对生命形成过程的描述。如《淮南子·精神训》云："一月而膏，二月而胅，三月而胎，四月而肌，五月而筋，六月而骨，七月而成，八月而动，九月而躁，十月而生。"《文子·九守篇》："一月而膏，二月血脉，三月而胚，四月而胎，五月而筋，六月而骨，七月而成形，八月而动，九月而躁，十月而生。"字书《广雅·释亲》中亦记载："一月而膏，二月而脂，三月而胎，四月而胞，五月而筋，六月而骨，七月而成，八月而动，九月而躁，十月而生。"虽然这些记载与现代胚胎学相比，显得粗糙舛误，但可以看出古人对于生命早期的形成有着一定的实际观察，并记录下了这个动态过程。

中医所描述的生命形成的过程，是一个与自然界活动相应的、动态的变化过程，是"一生二，二生三，三生万物"的具象化，充分反映了"变易"思想的影响。

（二）对人体生长过程的认识

人体一旦产生，便不断地处于生长变化之中。这类我们今日习以为常的认识，却是建立在漫长的历史过程之中的。上百万年来，人类才通过观察自然界的循环和自身的变化，形成了对生命发展过程的认识，并上升到理论阶段。

天地四时日月皆是循环的，但生命体不是。在农业社会中，人们熟悉的是植物的"生长化收藏"；相应的人体变化，便是"生长壮老已"。人有出生，也有死亡。如果生命自然终结，《内经》中称为"天年"，并认为上古之人通达养生之人可"尽终其天年，度百岁乃去"（《素问・上古天真论篇》）。这一观念是理性的，是对"变易"规律的正确认识。但无论秦始皇还是汉武帝，以及数不清的方士和普通人，都不能认清这个规律，孜孜求仙访药，妄想长生不老，可谓思想的退化。

《内经》中，对人体生长过程的描述有如下几处。

"女子七岁，肾气盛，齿更发长；二七而天癸至，任脉通，太冲脉盛，月事以时下，故有子；三七，肾气平均，故真牙生而长极；四七，筋骨坚，发长极，身体盛壮；五七，阳明脉衰，面始焦，发始堕；六七，三阳脉衰于上，面皆焦，发始白；七七，任脉虚，太冲脉衰少，天癸竭，地道不通，故形坏而无子也。丈夫八岁，肾气实，发长齿更；二八，肾气盛，天癸至，精气溢泻，阴阳和，故能有子；三八，肾气平均，筋骨劲强，故真牙生而长极；四八，筋骨隆盛，肌肉满壮；五八，肾气衰，发堕齿槁；六八，阳气衰竭于上，面焦，发鬓颁白；七八，肝气衰，筋不能动，天癸竭，精少，肾藏衰，形体皆极；八八，则齿发去。"（《素问・上古天真论篇》）

这段文字，描述了女性和男性生长发育的过程和生理变化，分别以"七"和"八"为一阶段。这个过程由先天带来的"肾气""天癸"推动，主要以肾功能的外在反映——齿、发、筋骨以及生殖能力为变化标志。不仅反映出先天之精对于人体发育的重要性，也说明了男女发展阶段的差别。

"人生十岁，五脏始定，血气已通，其气在下，故好走。二十岁，血气始盛，肌肉方长，故好趋。三十岁，五脏大定，肌肉坚固，血脉盛满，故好步。四十岁，五脏六腑十二经脉，皆大盛以平定，腠理始疏，荣华颓落，发颇斑白，平盛不摇，故好坐。五十岁，肝气始衰，肝叶始薄，胆汁始减，目始不明。六十岁，心气始衰，苦忧悲，血气懈惰，故好卧。七十岁，脾气虚，皮肤枯。八十岁，肺气衰，魄离，故言善误。九十岁，肾气焦，四脏经脉空虚。百岁，五脏皆虚，神气皆去，形骸独居而终矣。"（《灵枢·天年》）

《灵枢·天年》篇，以十年为一阶段，主要以外在行动为标志，描述了正常人体一生的发展变化。三十岁之前，是身体功能的上升时期，五脏、气血、肌肉、经脉，皆处在旺盛时期，因此分别表现为"好走""好趋""好步"，喜于运动。从四十岁开始，各项功能逐渐衰减，先从外表的腠理、头发开始，再发展为肝、心、脾、肺、肾及其对应器官的功能衰退，行动也从"好坐""好卧"发展到"言善误"，最后至"神气皆去，形骸独居而终"。虽然五脏的衰退没有像文字中所讲的按顺序进行，但其对于人进入老年以后的行动变化颇为传神，完全符合今日的认识。

"黄帝问于伯高曰：人之肥瘦、大小、寒温，有老、壮、少、小，别之奈何？伯高对曰：人年五十已上为老，三十已上为壮，十八已上为少，六岁已上为小。"（《灵枢·卫气失常》）

这段文字将人体的发展阶段粗略地划分为四个阶段，不仅从生理角度，还应与当时的社会状况有着一定联系。文中将"六岁"作为生长的第一阶段，可能是从其后孩子开始换牙有着关系。《说文解字·齿部》云："龀，毁齿也，男八月生齿，八岁而龀，女七月生齿，七岁而龀。"与女子和男子"一七""一八"换齿之变符合，女孩和男孩也分别进入"垂髫"和"总角"之年。按周礼，男子二十加冠成年，但也有在十五岁至二十岁之间的，此处将"十八"作为青少年阶段。三十岁孔子所称的"而立之年"，也是《礼记》"三十而娶"的期限，此时男子当成家立业，无论身体还是生活，都应是人生达到顶点的时期。如未满三十而死亡，便为夭折。五十为半百之年，是"知天命"之年，其后便步入老年时期。后世医书多继承了这种说法，或有些许变更，如《备急千金要方·卷五》"上少小婴孺方上·序例"以"十六岁以上为少"，《诸病源候论》以"二十以上为壮年"（《诸病源候论·小儿杂病诸候一》）等。

以上的记载，无论以"七""八"，还是以 10 年为阶段，都在一定程度上反映了中国古代的医学家在大量观察的基础上，对人体生长发育现象的总结。也说明，中医的"变易"思想，既是整体性的，又是个性化的。发展过程是连续运动、不可分割的整体，是"不易"的方面；而对人体各个阶段以及各类人群不同阶段发展变化的认识，属于"变易"的范畴。

古代中医除对一般人生长变化的记载外,还有针对小儿发育早期生理现象的记载,代表性的如"变蒸"。

"变蒸"之说最早见于王叔和《脉经》:"小儿是其日数应变蒸之时,身热而脉乱,汗不出,不欲食,食辄吐者,脉乱无苦也。"(《脉经·平小儿杂病证第九》)虽然出现在"小儿杂病证"篇中,但"变蒸"确是一种生理现象。孙思邈说"小儿所以变蒸者,是荣其血脉,改其五脏,故一变,竟辄觉情态有异",所以"当其变之日,慎不可妄治之,则加其疾"(《备急千金要方》卷五《上少小婴孺方上·序例》)。这属于"变易"的范畴。

从某种意义上,人体正常的"变易"过程,是一种常态,属于"不易"的方面。只有了解这一情况,才能掌握何为"常",何为"变",何为"病"。如孙思邈对小儿发育的描述:"凡生后六十日瞳子成,能咳笑应和人。百日任脉成,能自反复。百八十日尻骨成,能独坐。二百一十日掌骨成,能匍匐。三百日膑骨成,能独立。三百六十日膝骨成,能行。"如果"不能根据期,必有不平之处"(《备急千金要方·卷五》"上少小婴孺方上·序例")。"五迟""五软"等证的发生即是与正常发育水平相比变易迟缓而产生的病态。而衰老本身,亦是一种人体的常态。随着年龄增长,自然会出现一些功能减退的现象,如《素问·阴阳应象大论篇》所言:"年四十而阴气自半也,起居衰矣;年五十,体重,耳目不聪明矣;年六十,阴痿,气大衰,九窍不利,下虚上实,涕泣俱出矣。"虽然衰老现象可根据不同人的先天素质和后天调养等因素出现的或早或晚,但大体上仍是不可逆的过程。如果我们在这个大趋势下,把握好"变易"中的"不易"因素,即人体脏腑经络的阴阳气血调和状态,即使功能发生衰退,也不至于产生重大的病理改变。

(三)对人体生理活动的阐释

传统哲学认为,天地万物从"道"而生,经"气"和"阴阳""五行"等变化,形成一个有机的整体;人是自然界不可分割的部分,人体的一切生命活动都与自然变化息息相关。在人体的生理活动中,变易思想主要体现在人与自然变化相应、人本身的功能处在不断运动变化中两个方面。

1. 阴阳变易　　《易经》中的"变易"观念很早就渗透在医学理论之中,而中医经典《内经》从医学角度对哲学的"变易"作了较为全面而系统的发挥,尤其体现在"天人相应"之上。人随天时阴阳而变,阴阳的存在即是变化之缘由。

《周易》言"一阴一阳之谓道"(《周易·系辞上》),而《内经》发挥说:"阴阳者,天地之道也,万物之纲纪,变化之父母,生杀之本始,神明之府也"(《素问·阴阳应象大论篇》)。又说:"五运阴阳者,天地之道也,万物之纲纪,变化之父母,生杀之本始,神明之府也,可不通乎! 故物生谓之化,物极谓之变,阴阳不测谓之神,神用无方谓之圣。夫变化之为用也,在天为玄,在人为道,在地为化,化生五味,道生智,玄生神……故在天为气,在地成形,形气相感而化生万物矣。"(《素问·天元纪大论篇》)同时,变化决定发展的趋势,"物之生从于化,物之极由乎变,变化之相薄,成败之所由也"(《素问·六微旨大论篇》)。因为人体的变化莫不离乎阴阳之变,因此"治病必求于本","本"即阴阳。而"阴阳之变,其在人者,亦数之可数"(《素问·阴阳离合论篇》),因此,了解阴阳之变化是从事医疗活动的前提条件。

《内经》中所述的阴阳消长转化、升降出入等运动无不与人的生理活动密切相关。如《素问·阴阳应象大论篇》中所描述的"水为阴,火为阳。阳为气,阴为味。味归形,形归气,气归精,精归化;精食气,形食味,化生精,气生形","精气形味"之间的转化即是阴阳转化的表现。阴阳发展到极致,便会向反方向转化,即产生"易"。自然界四时的转化为"寒极生热,热极生寒""重寒则热,重热则寒""重阴必阳,重阳必阴";人体的变化也是如此。故《灵枢·论疾诊尺》又言:"四时之变,寒暑之胜,重阴必阳,重阳必阴。故阴主寒,阳主热。故寒甚则热,热甚则寒。故曰寒生热,热生寒。此阴阳之变也。"同时,天地阴阳的升降出入决定了人体阴阳的升降出入,"清阳为天,浊阴为地;地气上为云,天气下为雨;雨出地气,云出天气。故清阳出上窍,浊阴出下窍;清阳发腠理,浊阴走五脏;清阳实四肢,浊阴归六腑"(《素问·阴阳应象大论篇》)。所以,"言人之阴阳……故以应天之阴阳也"(《素问·金匮真言论篇》)。

2. 五行变易　　人体的生理活动除与阴阳变化相关,还与五行间的生克、制化有关,即"藏气法时"。自然界中,"所谓得四时之胜者,春胜长夏,长夏胜冬,冬胜夏,夏胜秋,秋胜春,所谓四时之胜也"(《素问·金匮真言论篇》),又曰"春胜长夏,长夏胜冬,冬胜夏,夏胜秋,秋胜春,所谓得五行时之胜,各以气命其脏"(《素问·六节藏象论篇》)。自然界四季五运的变化带来人体相应的脏腑变化,如"相火之下,水气承之;水位之下,土气承之;土位之下,风气承之;风位之下,金气承之;金位之下,火气承之;君火之下,阴精承之"(《素问·六微旨大论篇》),通过五行制化来达到动态的平衡。

3. 气的变易　　　无论自然界还是人体,阴阳、五行之间的联系和变化皆是通过"气"来推动进行的。不断运动变化是"气"的根本特质之一。

首先,"气"的变化生成万物,即"气化"。"气始而生化,气散而有形,气布而蕃育,气终而象变,其致一也"(《素问·五常政大论篇》)。同时,气也是人体形态和功能形成的基础,如"人有精、气、津、液、血、脉,余意以为一气耳"(《灵枢·决气》)。

其次,气的运动推动"变易"的进行,其形式有升降出入,称为"气机"。"故非出入,则无以生长壮老已;非升降,则无以生长化收藏。是以升降出入,无器不有……故无不出入,无不升降,化有小大,期有近远,四者之有,而贵常守,反常则灾害至矣"(《素问·六微旨大论篇》)。在自然界,"气之升降,天地之更用也……升已而降,降者谓天;降已而升,升者谓地。天气下降,气流于地;地气上升,气腾于天。故高下相召,升降相因,而变作矣"(《素问·六微旨大论篇》)。在人体,"气之不得无行也,如水之流,如日月之行不休。故阴脉荣其脏,阳脉荣其腑,如环之无端,莫知其纪,终而复始。其流溢之气,内溉脏腑,外濡腠理"(《灵枢·脉度》)。在具体生理活动上,人体通过消化功能运化营养物质,滋养五脏,推动全身功能的正常运行,也是通过"气"的运动和中介来实现的,如"食气入胃,散精于肝,淫气于筋。食气入胃,浊气归心,淫精于脉。脉气流经,经气归于肺,肺朝百脉,输精于皮毛。毛脉合精,行气于腑。腑精神明,留于四脏,气归于权衡。权衡以平,气口成寸,以决死生""饮入于胃,游溢精气,上输于脾,脾气散精,上归于肺,通调水道,下输膀胱。水精四布,五精并行,合于四时五脏阴阳,揆度以为常也"(《素问·经脉别论篇》)。

4. 变易的生理表现　　　自然界的变化对人体生理功能变化有着重要影响,往往可以通过外在的表现而反映出来。如:"阴阳者,寒暑也,热则滋雨而在上,根荄少汁。人气在外,皮肤缓,腠理开,血气减,汗大泄,肉淖泽。寒则地冻水冰,人气在中,皮肤致,腠理闭,汗不出,血气强,肉坚涩"(《灵枢·刺节真邪》);"寒则皮肤急而腠理闭,暑则皮肤缓而腠理开""月满则海水西盛,人血气积,肌肉充,皮肤致,毛发坚,腠理郄,烟垢著。当是之时,虽遇贼风,其入浅不深"(《灵枢·岁露论》);"天暑衣厚则腠理开,故汗出,寒留于分肉之间,聚沫则为痛;天寒由腠理闭,气湿不行,水下留于膀胱,则为溺与气"(《灵枢·五癃津液别》);"天温日明,则人血淖液而卫气浮,故血易泻,气易行;天寒日阴,则人血凝泣,而卫气沉"(《素问·八正神明论篇》)等。因"脉合阴阳",所以自然界的变易,脉象表现得尤为明显,如"春日浮,如鱼之游在波;夏日在肤,泛泛乎万物有余;秋日下肤,蛰虫将去;冬日在骨,蛰虫周密,君子居室"(《素问·脉要精微论篇》);"春夏人迎微大,秋冬寸口微大"(《灵枢·禁服》)等。

总之,变易思想对中医生命观的形成与发展有着重要影响。它将医学对生命的认识纳入整体宏阔的"自然之道"中,以"天人相应"为主线,描述了生命发生、发展,乃至消亡的全部过程,以及这个过程中人与天地不断的呼应变化。同时,生命观中的变易思想,也是中医学在认识病变和进行治疗实践中的"不易"之处,是生命之"常"。只有首先充分认识到"常"之"变易",才能更好地以变易思想认识和应对生命中发生的病态变化。

二、变易思想与中医疾病观

所谓疾病,即人体受各类致病因素影响,机体自稳调节功能紊乱,而发生的异常生命活动过程。简言之,即人体"失和"的状态。

疾病是一个不断运动变化的过程,在一日之内,疾病也存在着"旦慧、昼安、夕加、夜甚"的改变。

在疾病发展过程中,天时、地理、气候、遗传、体质、心理、治疗及偶发因素等,都会影响正邪双方的发展趋势,决定了"变易"反应的程度和病情传变的情况,使疾病发展趋势存在不定性,疾病的发展演变呈现各自不同的特点和趋势。如《素问·脉要精微论篇》曰:"帝曰:病成而变,何谓? 岐伯曰:风成为寒热,瘅成为消中,厥成为巅疾,久风为飧泄,脉风成为疠。病之变化,不可胜数。"传变路径也会有所不同,"有相传者,有不相传者,有久而相传者,有久而终不传者"。

在变易思想中,"变易"和"不易"是相对而言的。变化的本身是"不易"的,"不易"亦可是"变易"的因素。人体正常的"变易"趋势发生了改变,包括变易太过和变易不及两个方面。任何疾病在其发展演变的任一阶段,都不会静止不变,认识疾病,当如《素问·移精变气论篇》所云:"变化相移,以观其妙,以知其要。"

(一) 变易与疾病的发生

1. 变易太过　　变易太过,即是人体产生过于剧烈或不循常态的变化,亦可称为"异变",从而导致疾病的发生。人体随时处在各类致病因素之中,中医一般以"三因"(外因、内因、不内外因)来概括。但人本身具有较为强大的自稳调节功能,即"趋和"的能力,只有人体功能超越了正常变易的趋势,才会产生变易太过的病态。从此角度看,中医所强调的"正气存内,邪不可干"(《素问·刺法论篇》)之"正气"不仅仅是指抗御疾病的能力,而主要是指机体自我调节的能力。

(1)六淫:自然界的正常气候被称为六气,而六气太过而生六淫。淫,过度也。"六淫"是异常的变化,是导致外感病的重要因素。《素问·六节藏象论篇》称:"苍天之气,不得无常也。气之不袭,是谓非常,非常则变矣……变至则病。"《经脉别论篇》又言:"春秋冬夏,四时阴阳,生病起于过用,此为常也。"春风,夏暑,长夏湿,秋燥,冬寒,都是正常的气候更替;但如果气候变化过度剧烈,或不依时而变,就会形成"六淫"之邪,从而影响人体。黄帝曾问岐伯:"其有至而至,有至而不至,有至而太过,何也?"岐伯回答:"至而至者和;至而不至,来气不及也;未至而至,来气有余也。"黄帝又问:"至而不至,未至而至,如何?"岐伯回答:"应则顺,否则逆,逆则变生,变则病。"(《素问·六微旨大论篇》)后世《金匮要略》中亦提到:"有未至而至,有至而不至,有至而不去,有至而太过,何谓也?师曰:冬至之后,甲子夜半少阳起,少阳之时阳始生,天得温和。以未得甲子,天因温和,此为末至而至也;以得甲子,而天未温和,此为至而不至也;以得甲子,而天大寒不解,此为至而不去也;以得甲子,而天温和如盛夏五六月时,此为至而太过也。"(《金匮要略方论·藏府经络先后病脉证第一》)异常的气候,是外感疾病产生的重要条件,是导致人体产生变易太过的重要外来因素。

风、寒、暑、湿、燥、火六淫中,风是最具变动性的因素,因此被作为"百病之始"(《素问·生气通天论篇》)或"百病之长"。《素问》有《风论》专篇,称风之性"善行而数变",因此病形百端,"风之伤人也,或为寒热,或为热中,或为寒中,或为疠风,或为偏枯,或为风也,其病各异,其名不同,或内至五脏六腑""故风者,百病之长也,至其变化,乃为他病也,无常方,然致有风气也"。由于风变化迅疾,"邪风之至,疾如风雨"(《素问·阴阳应象大论篇》),因此可以作为其他病变因素的先行者侵犯人体,带来多种多样的病变。

在《内经》中,还在"七篇大论"(《天元纪大论篇》《五运行大论篇》《六微旨大论篇》《气交变大论篇》《五常政大论篇》《六元正纪大论篇》《至真要大论篇》)中集中论述了"五运六气"学说,其中,运气与气候、物候、发病之间有着密切关系。运气的太过与不及,皆上应五星,下应民病,如《素问·至真要大论篇》所言:"夫百病之生也,皆生于风寒暑湿燥火,以之化之变也。"五运六气学说不仅是中医学的一部分,还涉及古代天文、地理、气象、物候等各门类,直至宋代以前一直被作为主流学术。但由于其机械性的推演往往出现与实际不符合的情况,明清以后逐渐被边缘化。在其系统中,"变易"思想的影响不可谓不深。

(2)疫疠:疫疠相当于较为严重的传染性疾病。虽然《内经》中已经有"疠大至,民善暴死"(《素问·六元正纪大论篇》)以及"五疫之至,皆相染易,无问大小,病状相似"(《素问·刺法论篇》)等记载,但对其病因的认识仅限于"时序不令""柔不附刚""地运不合"等运气失常的因素,主要认为与自然界气候异常相关。同时,虽然有"冬伤于寒,春必温病"(《素问·生气通天论篇》及《素问·阴阳应象大论篇》)的说法,但对于"温病"与"瘟疫"的范畴并未说明,导致后世医家聚讼纷纭,总无定论。《伤寒论》所记载的病证中,也有相当一部分可能不是单纯的外感,而包括疫疠之病。王叔和认为,"非时之气"可以导致温疫,他在《伤寒例》中说:"《阴阳大论》云,春气温和,夏气暑热,秋气清凉,冬气冰冽,此则四时正气之序也……凡时行者,春时应暖而反大寒,夏时应热而反大凉,秋时应凉而反大热,冬时应寒而反大温。此非其时而有其气。是以一岁之中,长幼之病多相似者,此则时行之气也。夫欲候知四时正气为病,及时行疫气之法,皆当按斗历占之。"可以看出,当时主要依靠运气学说来推测疫疠发生的情况。直至明代吴又可才提出"温""瘟"无别,温疫不同于一般外感,其为天地间的一种异气,并作为后世温病学派的基础学说之一。

但无论是"非时之气"还是"异气""杂气",疫疠之邪产生的外感病不同于六淫,以急、重、传染性强为特征,其对人体的影响往往产生重大的"异变",一般难以通过自我调节来达到自愈,需要治疗手段干预。

(3)情志:中医学认为,疾病发生的内在因素以情志过极为主。五志、七情与五脏的关系最为密切。"五脏所藏:心藏神,肺藏魄,肝藏魂,脾藏意,肾藏志,是谓五脏所藏"(《素问·宣明五气篇》)。在此基础上,"人有五脏,化五气,以生喜怒悲忧恐"(《素问·阴阳应象大论篇》)。情志的产生是人体不可缺乏的生理功能,正常情况下,可通过自身调节而恢复平和状态。但如果情志太过,严重影响气机变动,便形成病态。五志的变化,《灵枢·本神》中总结:"心怵惕思虑则伤神……脾愁忧而不解则伤意……肝悲哀动中则伤魂……肺喜乐无极则伤魄……肾盛怒而不止则伤志"。七情的变化,《素问·阴阳应象大论篇》中总结：怒伤肝，喜伤心，思伤脾，忧伤肺，恐伤肾。五脏中，以心对情志的影响最大，"悲哀愁忧则心动，心动则五脏六腑皆摇"（《灵枢·口问》）。因为"心藏神"，而"静则神藏，躁则消亡"（《素问·痹论篇》），因此，心神绝不可轻易动摇，如其发生变易，便是病危之机。情志损伤的中介仍是由于"气机"的异常变化，即"百病生于气也。怒则气上，喜则气缓，悲则气消，恐则气下，寒则气收，炅则气泄，惊则气乱，劳则气耗，思则气结"（《素问·举痛论篇》）。又例："阳气者，大怒则形气绝，而血菀于上，使人薄厥。"（《素问·生气通天论篇》）

一般而言，惟有程度较重或时间较久的情志变化，才能导致机体"变易"太过而产生疾病。因此，社会环境和个人境遇的变化与情志发病有紧密联系，如"暴乐暴苦，始乐后苦，皆伤精气""离绝菀结，忧恐喜怒，五脏空虚，血气离守"（《素问·疏五过论篇》）等，需要在诊治疾病中有明确认识。

（4）饮食劳逸：在分析内伤疾病的发病因素中，"过度"皆是关键点。除情志过度外，日常生活中暴饮暴食、饮食偏嗜、劳逸过度都是重要的致病原因。如"大饮，则气逆"（《素问·生气通天论篇》）；"饮食自倍，肠胃乃伤"（《素问·痹论篇》）；又"谷不入，半日则气衰，一日则气少矣"（《灵枢·五味》）；"膏粱之变，足生大疔"（《素问·生气通天论篇》）等。其偏嗜五味与发病的关系，非常符合实际情况，如"味过于酸，肝气以津，脾气乃绝；味过于咸，大骨气劳，短肌，心气抑；味过于甘，心气喘满，色黑，肾气不衡；味过于苦，脾气不濡，胃气乃厚；味过于辛，筋脉沮弛，精神乃央"（《素问·生气通天论篇》）。又如"多食咸，则脉凝泣而变色；多食苦，则皮槁而毛拔；多食辛，则筋急而爪枯；多食酸，则肉胝䐃而唇揭；多食甘，则骨痛而发落"（《素问·五脏生成篇》）。

劳逸过度的因素中，包括"五劳"所伤，即"久视伤血，久卧伤气，久坐伤肉，久立伤骨，久行伤筋"（《素问·宣明五气篇》《灵枢·九针论》），以及"因而强力，肾气乃伤，高骨乃坏"（《素问·生气通天论篇》），"用力举重，若入房过度，汗出浴水，则伤肾"（《灵枢·邪气脏腑病形》），"入房太甚，宗筋弛纵，发为筋痿，及为白淫"（《素问·痿论篇》）等。过则变生，变则病生，无不时刻提醒着"变易"因素对于发病的重要影响。

2. 变易不及　人体的功能运动主要是通过气血津液的循环来实现的。其中，气是关键因素，是推动血、津液运行的主要动力。气机停滞或减缓，会导致气化失常，人体功能减退，病理产物聚集等。

某种程度上，外界病理因素侵犯人体，人体发生部分功能失调而无法应对的状态,也是一种变易不及的现象。因此,变易不及与变易太过是相对而言的,也可能是同时发生或存在的。如外寒之邪侵犯人体之初,卫气奋起抗邪,体表形成变易太过状态,而见恶寒发热;同时寒邪凝滞,导致营气内收,形成变易不及状态,出现腠理闭塞而无汗。二者相互作用,使得发热持续升高,便是伤寒一证。

变易不及出现的原因包括:人体功能的自然衰退,气血津液虚损,导致气机运行迟滞;以及因"变易"太过之后,机体功能紊乱,导致部分机能变易不及。变易不及的表现主要有由于气、血、津液的亏损,脏腑、经络及各个器官产生功能减退,以及痰饮、瘀血等病理产物的积聚。

典型病变有:由于寒邪等因素,导致血脉闭阻而产生的疼痛,如"经脉流行不止,环周不休,寒气入经而稽迟,泣而不行,客于脉外则血少,客于脉中则气不通,故卒然而痛"(《素问·举痛论篇》);外伤等因素出现的瘀血,如"人有所堕坠,恶血留内,腹中满胀,不得前后"(《素问·缪刺论篇》);气化不利、经脉不通而产生的痰饮水湿凝聚,如"阴阳气道不通,四海闭塞,三焦不泻,津液不化,水谷并行肠胃之中,别于回肠,留于下焦,不得渗膀胱,则下焦胀,水溢则为水胀"(《灵枢·五癃津液别篇》);以及胞脉闭塞而产生的妇科疾病,如"月事不来者,胞脉闭也"(《素问·评热病论篇》);"石瘕生于胞中,寒气客于子门,子门闭塞,气不得通,恶血当泻不泻,衃以留止,日以益大,状如怀子,月事不以时下"(《灵枢·水胀》)等。

(二) 变易与疾病的发展

1. 传变　疾病一旦发生,也进入了不断发展变化的时期。对于某一患病个体而言,这个变化可称之为"传变",它可包括病情在程度、层次上的进展以及病性所发生的变化,是变易在疾病发展过程中的反映,主要取决于人体正邪两方面斗争的趋势。一般来说,邪盛正盛者,变易反应重;邪盛正虚者,变易反应重,病情发展迅速,预后差;邪弱正盛者,变易反应轻,多有自愈趋势;邪弱正虚者,变易反应轻,病情往往缠绵难愈。同时,如果感受的是疫疠一类特殊的外感病邪,或由于情志内伤等原因带来的人体变化过于强烈,亦会出现比较剧烈的人体"变易"反应。这些因素,都是疾病产生传变的前提条件。传变的形式可以是复杂多样的,每一类疾病都有自己的传变方式,其中又互相交叠影响。其传变形式,即表里经络传变、六经传变、卫气营血及三焦传变,这些传变方式,多用来描述外感病发展过程,具有明显的阶段性的特点,可以总归于表里传变;脏腑传变,更多与脏腑间生克乘侮的关系,更多用来描述内伤杂病发病转化过程。

(1) 表里传变

1) 表里经络传变:《灵枢·百病始生》篇对疾病由表入里的传变顺序和机理作了详细的描述,"虚邪之中人也,始于皮肤,皮肤缓则腠理开,开则邪从毛发入,入则抵深,深则毛发立,毛发立则淅然,故皮肤痛;留而不去,则传舍于络脉,在络之时,痛于肌肉,其痛之时息,大经乃代;留而不去,传舍于经,在经之时,洒淅喜惊;留而不去,传舍于输,在输之时,六经不通,四肢则肢节痛,腰脊乃强;留而不去,传舍于伏冲之脉,在伏冲之时,体重身痛;留而不去,传舍于肠胃,在肠胃之时,贲响腹胀,多寒则肠鸣飧泄,食不化,多热则溏出糜;留而不去,传舍于肠胃之外、募原之间,留着于脉,稽留而不去,息而成积"。可以看出,这里的传变是按皮肤、络脉、经脉、经输、伏冲之脉(即冲脉之伏行于脊内者)、肠胃、肠胃之外募原之间的顺序进行的。最后邪气形成有形之"积",停留的部位是各种治疗方法所不达之处,因此预后不佳。

《素问·皮部论篇》的论述更为简明:"百病之始生也,必先于皮毛,邪中之则腠理开,开则入客于络脉,留而不去,传入于经,留而不去,传入于腑,廪于肠胃。"疾病的先从皮肤开始,主要通过络脉、经脉,最后到达肠胃。

这里的表里传变,将体表、经络系统、脏腑系统结合起来,是后来"六经"辨证的雏形,也是后世大多数医家对外感病传变形式主要是由皮毛而深入脏腑的认识的基础。

2) 六经传变:六经传变缘起于《内经》,完善于《伤寒论》。《内经》中,主要从经络角度分析伤寒导致的发热性疾病的传变过程和预后。《素问·热论篇》中,分别论述了伤寒一般的传变规律,以及不两感于寒与两感与寒的传变情况。伤寒一般的传变是按巨阳(即太阳)、阳明、少阳、太阴、少阴、厥阴的顺序进行的,原文称一经传一日,如果治疗不及,至三阴三阳遍传,"五脏六腑皆受病,荣卫不行,五脏不通,则死矣"。如果不两感于寒,从第七天开始,疾病逐渐开始自愈,亦按照太阳、阳明、少阳、太阴、少阴、厥阴逐日好转的顺序。但如果出现两感于寒的情况,即相表里的阴阳二经同时受病,病情便会加重,首先出现的是太阳、少阴俱病,然后是阳明、太阴俱病,最后少阳、厥阴俱病,三日病发,六日死。

从《素问·热论篇》中阐述的六经病变的症状来看,其主要与各个经脉循行部位相关,因此,《内经》之"六经传变",主要是伤寒热病在经脉之间的传化。至于传变的具体日期,目前一般认为不可过于机械地认识,往往将具体的日数作为阶段来理解。

《伤寒论》在《内经》的基础上,构建了六经辨证的完整体系,其六经理论性更强,综合了经络、脏腑、气化、阴阳等多方面内容,有"六经钤百病"之能。其中,六经传变的方式更为多样,更符合临床实际。在伤寒发病初期,一般表现为太阳病,如果按六经排列顺序依次传变者,称为"循经传";不按六经排列次序而传变者,称为"越经传"。也有未经太阳病阶段,初期即为阳明病或少阳病的,称为"本经自病"。病情严重,初起即发为三阴病的,称为"直中";初期互为表里的阴阳二经同时发病者,称为"两感"。病变初起,两条或三条阳经一起发病的,称为"合病";先有一经病证,然后再出现另一经病证,从而两经病证同时存在的,称为"并病"。病证由阳经传入阴经者,称为"阳病入阴",一般病情加深加重;病证由阴经转出阳经者,称为"阴病出阳",一般表示阳气恢复,病情好转。典型的太阳病,一般病程为七日,这来源于对实际病情的观察,但也与《周易·复》中的"七日来复"相合。原文为:"太阳病,头痛至七日以上自愈者,以行其经尽故也。"但是根据具体情况,也有二三日发生传变者,"伤寒二三日,阳明、少阳证不见者,为不传也",可作为其反证;也有迁延至十余日者,如"风家,表解而不了了者,十二日愈"。发生传变的见症包括"颇欲吐,若燥烦,脉数急者"。病情是否发生传变,与病邪性质、病邪轻重、治疗是否得当等因素皆密切相关。如果治疗不当,往往产生"变证",又称"坏病",其症情更为复杂。总之,《伤寒论》中的六经传变是建立在临床实践的基础上的,不仅可用来判断外感病的发生发展情况,对于内伤杂病亦有一定指导意义。

3) 卫气营血与三焦传变:与内伤杂病不同,外感病的发展一般具有较为明确的阶段性,以六经为代表。但是随着医学的发展,对疾病的认识也不断加深与拓展,加之随着社会人口的流动增强,具有传染性的"温病"逐渐被重视。由于其致病病邪以"温热"之邪为主,与传统上的"伤寒"有着一定区别,因此,在某些情况下,六经传变的规律不再适用。因此,温病学说逐渐兴起。

温病传变的形式主要有卫气营血传变与三焦传变,二者互为联系。温病初起,病变首先在卫分,主要影响肺;然后向气分传变,出现里热炽盛的症状;再深入营分,导致营热阴上;最后传入血分,出现耗血动血之症。如果与三焦和脏腑联系,那么所涉及的包括上焦肺卫、中焦脾胃、下焦肝肾。亦可能出现例外,如"温邪上受,首先犯肺,逆传心包"(《温热论》),即心包逆证,为危重急证。总之,以卫气营血与三焦传变总结出的温病发展阶段,反映了温邪由表入里、由浅入深,病情由轻到重,正气由盛到虚的过程。这个过程也随时根据病变的发展、人体正邪的变化状况、治疗的情况等而产生变化,亦经常出现恢复、中断、越期或重叠。由于温热病邪与风寒之邪相比,变化更为迅速,所以温病阶段较伤寒为短,一般以五日为期,称为"一候"。

(2)脏腑传变

1)脏腑顺传所胜:疾病的脏腑传变与脏腑之间的生克乘侮关系有一定联系,对于内伤疾病的影响更为明显。其原则是"亢则害,承乃制,制则生化,外列盛衰,害则败乱,生化大病"(《素问·六微旨大论篇》)。其机制是"气有余,则制己所胜而侮所不胜;其不及,则己所不胜侮而乘之,己所胜轻而侮之"(《素问·五运行大论篇》)。皆是运气学说在疾病传变过程中的体现。

对于具体脏腑而言,"五脏受气于其所生,传之于其所胜,气舍于其所生,死于其所不胜。病之且死,必先传行至其所不胜,病乃死。此言气之逆行也,故死。肝受气于心,传之于脾,气舍于肾,至肺而死。心受气于脾,传之于肺,气舍于肝,至肾而死。脾受气于肺,传之于肾,气舍于心,至肝而死。肺受气于肾,传之于肝,气舍于脾,至心而死。肾受气于肝,传之于心,气舍于肺,至脾而死。此皆逆死也……五脏相通,移皆有次。五脏有病,则各传其所胜。不治,法三月,若六月,若三日,若六日,传五脏而当死。是顺传所胜之次。"(《素问·玉机真脏论篇》)

《素问·标本病传论篇》中,又分述了五脏病的传变时间和代表症状:"病传者,心病先心痛,一日而咳,三日胁支痛,五日闭塞不通,身痛体重。三日不已,死。冬夜半,夏日中。肺病喘咳,三日而胁支满痛,一日身重体痛,五日而胀。十日不已,死。冬日入,夏日出。肝病头目眩,胁支满,三日体重身痛,五日而胀,三日腰脊少腹痛,胫酸。三日不已,死。冬日入,夏早食。脾病身痛体重,一日而胀,二日少腹腰脊痛,胫酸,三日背胠筋痛,小便闭。十日不已,死。冬人定,夏晏食。肾病少腹腰脊痛,骺酸,三日背胠筋痛,小便闭,三日腹胀,三日两胁支痛。三日不已,死,冬大晨,夏晏晡。胃病胀满,五日少腹腰脊痛,骺酸,三日背胠筋痛,小便闭,五日身体重。六日不已,死,冬夜半后,夏日昳。膀胱病小便闭,五日少腹胀,腰脊痛,骺酸,一日腹胀,一日身体痛。二日不已,死,冬鸡鸣,夏下晡。"《灵枢·病传》中亦有类似论述,"黄帝曰:大气入脏奈何? 岐伯曰:病先发于心,一日而之肺,三日而之肝,五日而之脾,三日不已,死,冬夜半,夏日中。病先发于肺,三日而之肝,一日而之脾,五日而之胃,十日不已,死,冬日入,夏日出。病先发于肝,三日而之脾,五日而之胃,三日而之肾,三日不已,死,冬日入,夏蚤食。病先发于脾,一日而之胃,二日而之肾,三日而之膂膀胱,十日不已,死,冬人定,夏晏食。病先发于胃,五日而之肾,三日而之膂膀胱,五日而上之心,二日不已,死,冬夜半,夏日昳。病先发于肾,三日而之膂膀胱,三日而上之心,三日而之小肠,三日不已,死,冬大晨,夏晏晡。病先发于膀胱,五日而之肾,一日而之小肠,一日而之心,二日不已,死,冬鸡鸣,夏下晡。诸病以次相传",其发病与传播顺序与季节时令有着密切关系。

寒热病机亦可通过脏腑发生传变,如肾移寒于脾,脾移寒于肝,肝移寒于心,心移寒于肺,肺移寒于肾;脾移热于肝,肝移热于心,心移热于肺,肺移热于肾,肾移热于脾,胞移热于膀胱,膀胱移热于小肠,小肠移热于大肠,大肠移热于胃,胃移热于胆,胆移热于脑等。此是五行之间生克乘侮关系的例证。

具体病证上,可以发生脏腑之间的相互传变。如咳嗽一症,"五脏之久咳,乃移于六腑。脾咳不已,则胃受之……肝咳不已,则胆受之……肺咳不已,则大肠受之……心咳不已,则小肠受之……肾咳不已,则膀胱受之……久咳不已,则三焦受之。"(《素问·咳论篇》)又如五脏痹证,其首发原因是"风寒客于人",导致"皮肤闭而为热";治不及时,出现"痹不仁肿痛";再治不及时,依次病入舍于肺、肝、脾、肾,分别发为肺痹、肝痹、脾风、疝瘕;最后由肾传心,如果患者不死,心可复传肺,再发寒热,转为较慢性的疾病("法当三岁死")。最后,该篇明确提出疾病传变往往受情志因素影响,具有复杂性,"或其传化有不以次,不以次入者,忧恐悲喜怒,令不得以其次,故令人有大病矣。因而喜大虚,则肾气乘矣,怒则肝气乘矣,悲则肺气乘矣,恐则脾气乘矣,忧则心气乘矣,此其道也。故病有五,五五二十五变,及其传化。传,乘之名也"(《素问·玉机真脏论篇》)。总之,疾病在脏腑之间的传变虽有一定规律,但不可机械因循,具体诊治时当随机应变。

2)亢害承制,造化之机:自唐代王冰将五运六气有关的"七篇大论"补入《素问》,《素问·六微旨大论篇》曰:"亢则害,承乃制,制则生化,外列盛衰,害则败乱,生化大病。"亢害承制成为解释脏腑之间生克制化和发病的重要理论。《素问·六微旨大论篇》:"相火之下,水气承之;水位之下,土气承之;土位之下,风气承之;风位之下,金气承之;金位之下,火气承之;君火之下,阴精承之。"

经宋代皇帝的推崇,五运六气学说、亢害承制理论对医学发展产生了重要影响,人体和万物一体,天人相应,人的脏腑生理病理的变化也同样遵天地运行之道和亢害承制之基本规律。金之刘完素曰:"皆备五行,递相济养是谓和平;交互克伐,是谓衰盛;变乱失常,患害由行。"(《三消论》)明代王履认为,亢害承制是天地变化和人生命内在的枢机,"制则生化者,言有所制,则六气不至于亢而为平,平则万物生,生而变化无穷矣……以人论之,制则生化,犹元气周流,滋荣一身,凡五脏六腑四肢百骸九窍,皆藉焉以为动静云为之主"(《医经溯洄集》)。而且,王履认为,亢而自制,是人内在的自愈力,只有制亢失序,才借助针药之外力,"且夫人之气也,固亦有亢而自制者,苟亢而不能自制,则汤液、针石、导引之法以为之助"(《医经溯洄集》)。张景岳在《类经图翼》云:"第承制之在天地者,出乎气化之自然;而在人为亦有之,则在挽回运用之得失耳。""造化之机不可无生,亦不可无制。无生则发育无由,无制则亢而为害,生克循环,运行不息,而天地之道,斯无穷已。"万物相互资生、相互制约,保持动态平衡,生生不息。

刘完素认为,人有内生六气,"殊不知一身之内,寒暑燥湿风火六气,浑而为一,两停则和平,一盛一衰,病以生也"《伤寒直格·主疗》。内生六气出现盛衰变化,如失去正常的承制关系,一气偏胜而他气不能制约就会发病。一为本气盛衰,如土气旺则湿,心气旺则热,肾气旺则寒变,标象与病本一致。如六气偏亢过度,就会出现兼化之象,所谓兼化之象,是"己亢过极,则反似胜己之化",出现"土极似木""木极似金""金极似火""火极似水""水极似土"的假象,病本与标象不一。"五行之理,甚而无以制之,则造化息矣。如春木旺而多风,风大则反凉,是反兼金化制其木也;大凉之下,天气反温,乃火化承于金也……寒极则水凝如地,乃土化制其水也;凝冻极而起东风,乃木化承土而周岁也"(《素问玄机原病式·六气为病》)。

明代虞抟在《医学正传·医学或问》把亢害承制与元气理论结合,"制者,制其气之太过也;害者,害承者之元气也。夫所谓元气者,总而言之,谓之一元;分而言之,谓之六元……假如火不亢,则所承之水,随之而已;一有亢极,则其水起以平之,盖恐害吾金元之气,防止火盛烁金伤肺,子来救母之意也。六气皆然。此五行胜复之理,不期然而然者矣",突出"元气"的重要性,如火亢过极则水起而平之,火气太盛,伤肺金。此为"子来救母",为其进一步运用亢害承制之理指导临床奠定了基础。

李中梓则强调"资其化源","不取化源而逐病求疗,譬犹草木将萎,枝叶蜷挛,不知固其根蒂,灌其本源而仅仅润其枝叶,虽欲不槁,焉可得也"。从亢害承制的机理出发,临床治疗着眼治病求本。"脾土虚者,必温燥以益火之源;肝木虚者,必濡湿以壮水之主……此治虚之本也。木欲实,金当平之;火欲实,水当平之……此治实之本也。金为火制,泻心在保肺之先;木受金残,平肺在补肝之先……此治邪之本也。金太过,则木不胜而金亦虚,火来为母复仇;木太过,则土不胜而木亦虚,金来为母复仇……皆亢而承制,法当平其所复,扶其不胜……此治复之本也"(《删补颐生微论》)。

2. 传染　　如果说"传变"是疾病在个体上发展的过程,那么在不同个体之间,由于"交相染易"所发生的形式,即称为传染。如果疾病大范围、大规模的发生,称之为瘟疫、温疫或疫疠等;疾病发生在小范围甚至是个体之间,可称为"易病",反映出疾病从个体到个体间的交替更易情况。

传染性是大多数温病的特征,其传播途径多种多样,可通过空气、水源、昆虫、体液等,相当于现代的传染病、流行病。《素问·刺法论篇》即言:"五疫之至,皆相染易。"庞安时将较大规模的流行病称为"天行"。刘完素在《伤寒标本心法类萃》中,称疫疠为"传染"。吴又可在《温疫论》中,把通过空气感染的称为"天受";把通过直接接触传染的称为"传染"。都反映出对疾病传播途径的认识。

《伤寒论》中还记载了"阴阳易"一病,原文为:"伤寒阴易之为病,其人身体重,少气,少腹里急,或引阴中拘挛,热上冲胸,头重不欲举,眼中生花,膝胫拘急者,烧裈散主之。"据巢元方在《诸病源候论》中的阐释,"阴阳易病者,是男子、妇人时气病新瘥未平复,而与之交接得病者,名阴阳易也。其男子病新瘥未平复,而妇人与之交接得病者,名曰阳易。其妇人得病新瘥未平复,而男子与之交接得病者,名曰阴易。"且认为其发病原因为毒邪因阴阳交感而互传,"所以呼为易者,阴阳相感动,其毒度着于人,如换易也。"该条在卷八《伤寒病诸候下》、卷九《时气病诸候》及卷十《温病诸候》中反复出现,可见巢氏认为阴阳易属于外感病,且仅指发生在一男一女之间的互相传易,"若二男二女,并不相易"。该病历代看法不一,有认为是男女之间因交媾而传播的疾病,有认为即女劳复者。且其治疗之方,具有原始祝由术的特点。

疾病在发展过程中,无论在发生在个体之内的"传变",还是发生在不同个体间的"传染",疾病本身皆存在不断的"变易",如出现的症状、病邪的性质、病位的深浅、病变的趋势等。需要治疗者随时观其脉证,随证而治。

三、变易思想与中医辨证

中医辨证是变易思想的集中体现。

(一)"二纲六变"

"二纲六变"是中医辨证的基础,为张景岳所提出。他在辨证论治中,把阴阳称为"二纲",表里、虚实、寒热称为"六变",明确提出阴阳为"医道之纲领",认为诊病施治必先审阴阳"二纲","阴阳既明,则表与里对,虚与实对,寒与热对。明此六变,明此阴阳,则天下之病,固不能出此八者"。张氏之所谓"二纲""六变",至今仍作为辨证施治的纲领,而以"八纲"著称。

(二)六经辨证

六经辨证是张仲景的《伤寒论》中根据外感病的发展变化情况而总结出的辨证方法。它源于《内经》中《热论篇》《刺疟篇》《刺腰痛篇》《厥论篇》中以经络学说为主的辨证方法,结合外感病的发展规律和临床实践,总结出以"六经"为名,实则包括了八纲、脏腑、经络、气化、邪正、阶段等多种内容的综合性辨证方法,因此不仅适用于外感病的辨证论治,也可用来指导内伤杂病的辨证论治。

六经辨证首分阴阳。阳经病包括太阳、阳明、少阳三经病变;阴经病包括太阴、少阴、厥阴三经病变。阳经病为邪盛正盛性质,多为实热证;阴经病为邪胜正衰性质,多为虚寒证,亦有虚热证和寒热虚实交错证。

六经辨证具有原则性和灵活性结合的特点,对于疾病在不同阶段的发展变化有清晰的描述,治则明确,治法多样,提倡"随证治之",是"变易"学说在中医辨证中的良好例证。

四、变易思想与中医养生

《周易·系辞》云:"生生之谓易。"《周易·乾》"象传"曰:"云行雨施,品物流形。"万物交通感应而不断"化生"新的生命体,世界日日变化,生生不息。《易传·系辞上》:"在天成象,在地成形,变化见矣。"变易,是天地之道,新旧事物之间不断转化和更替,也是生命的状态。

人是自然中大化流行的一部分,《易传·系辞下》提出"天地细缊,万物化醇。男女媾精,万物化生。变化者,进退之象也"。每一个体的生命都有"生长壮老已"这样一个生命的历程,《乾》卦辞曰"元,亨,利,贞",《子夏传》曰"元,始也;亨,通也;利,和也;贞,正也"。元,生命的开始;亨,生命的成长;"利",生命的成熟;"贞"生命的衰老。

"新之谓盛德"。"日新"变化不息,"变易"贯穿于"生长壮老已"整个生命过程。

"刚柔相推,变在其中""日月相推而明生焉""刚柔相易""一阖一辟谓之变""变化者,进退之象也""往来不穷谓之通""道有变动故曰爻"等,都表明《周易》主张事物处于不停的运动变化之中。

《周易·系辞》有"乾道变化,各正性命,保合太和,乃利贞",在不停变化的世界,万物各得其性命之正,保持各自本然之性,万物交通、调和、感应,静定,协调共济,是为"太和",世界就会充满着繁衍的生机和活力,"乃利贞"。二程诠释说"保谓常存,合谓常和"(《周易程氏传》卷一)。"保合太和"就是协调、和谐的高度理想化的整体生命状态,这是养生需要追求的目标。

变易,个体生命过程的本质属性,"保合太和"就是协调互济,中医养生就是要以"和""顺"为核心,顺应生命变化的节律,适应自然和社会的变易,使人的本然情性得到满足,调节形与神的关系,达到身心和谐的状态。

(一) 天人相应,四气调神

《易传·文言传》:"夫大人者,与天地合其德,与日月合其明,与四时合其序。"天人相应,人要遵循自然界的变化规律,顺应四时气候变化规律,"天地盈虚,与时消息,而况于人乎"(《易经·象传》)。故《灵枢·本神》指出:"智者之养生也,必顺四时而适寒暑,和喜怒而安居处,节阴阳而调刚柔,如是僻邪不至,长生久视。"《吕氏春秋·尽数》亦指出:"天生阴阳寒暑燥湿,四时之化,万物之变,莫不为利,莫不为害。圣人察阴阳之宜,辨万物之利,以便生,故精神安乎形,而寿长焉。"《素问·四气调神论篇》根据"春生夏长、秋收冬藏"的规律,提出"四气调神",倡"春夏养阳,秋冬养阴""以从其根,故与万物沉浮于生长之门"。这就是说,顺应自然规律并非被动的适应,而是采取积极主动的态度,首先要掌握自然变化的规律,以期防御外邪的侵袭。

《易传·系辞上》曰:"往来不穷谓之通。""通"就是指那些来来往往的无穷变化。《素问·上古天真论篇》中"上古之人,其知道者,法于阴阳,和于术数,饮食有节,起居有常,不妄作劳,故能形与神俱,而尽终其天年,度百岁乃去",指出在变化中保持人体生理功能的通畅,如此身心长久健康。

(二)"易穷则变",上下交通,动静结合

《周易·系辞》曰:"生生之谓易。""穷则变,变则通,通则久"(《易传·系辞下》),变而通之,通则长久。事物"刚柔相推,变在其中",在阴阳的相互作用下,不停的运动变化,所谓"一阴一阳之谓道"。动和静,是世界变动的两个方面或两种不同表现形式,是运动和静止之间的统一,人体生命运动始终保持着动静和谐的状态,维持着动静对立统一的整体性,从而保证了人体正常的生理活动功能。生命体的发展变化,始终处在一个动静相对的自身更新状态中。事物在平衡、安静状态下,其内部运动变化并未停止。当达到一定程度时,平衡就要破坏而呈现出新的生灭变化。《易传·系辞上》有"夫乾,其静也专,其动也直,是以大生焉;夫坤,其静也翕,其动也辟,是以广生焉"。唐代易学大家李鼎祚在《周易集解》引注曰:"乾静不用事,则清静专一,含养万物矣;动而用事,则直道而行,导出万物矣。一专一直,动静有时,而物无夭瘥,是以大生也……坤静不用事,闭藏微伏,应育万物矣。动而用事,则开辟群蛰,敬导沈滞矣。一翕一辟,动静不失时,而物无灾害,是以广生也。"动静和谐有时,则万物生。中医养生,以"形动神静"为主,动静有度,一动一静,不可太过或不及,保持内心淡泊安静,"恬淡虚无,真气从之,精神内守,病安从来"。

《周易·泰》"象传":"则是天地交而万物通也,上下交而其志同也。"李鼎祚《周易集解》转引何妥云:"此明天道泰也。夫泰之为道,本以通生万物。若'天气上腾,地气下降',各自闭塞,不能相交,则万物不由得生。明万物生由天地交也。"反之,如果天地、阴刚不能实现相互交合则必然会造成十分严重的后

果。《周易·否》"象传"："则是天地不交而万物不通也,上下不交而天下无邦也。""天地不交,而万物不兴。"上天下地彼此互不相交合万物就难以繁衍、生养。心属火,主动;肾属水,主静。只有"水火既济""心肾相交",才能保持正常生理状态。实际上,人体有关饮食的吸收、运化、水液的环流代谢、气血的循环贯注、化物的传导排泄,其物质和功能的相互转化等,都是在机体内脏功能动静协调之下完成的。

《易传·系辞上》："动静有常,刚柔断矣……是故刚柔相摩,八卦相荡。"动静结合是中国传统养生防病的重要原则。乾卦以刚健阳动为主,坤卦则主柔静阴缓,阴阳协调、刚柔相济、动静相兼的原则对养生修炼有深刻影响。我国古代养生学派,老庄学派强调静以养生,重在养神;以《吕氏春秋》为代表的一派,主张动以养生,重在养形。他们在养生方法上虽然各有侧重,但本质上都提倡动静结合,形神共养。只有做到动静兼修,动静适宜,才能"形与神俱"达到养生的目的。

(三) 潜龙勿用,不妄作劳

《周易·乾》"潜龙,勿用",乾卦初九,一阳在下,巨龙潜伏水中,暂不施展才用。《易经·象传》："时止则止,时行则行,动静不失其时,其道光明。"凡事动静不失其时,应持静不动,伺机以动。中医养生主张动静有时,劳逸适度,反对"过劳",华佗曰"人体欲得劳动,但不当使极尔。"(《三国志·魏书》"华佗传")《素问·举痛论篇》云："劳则气耗。"《灵枢·九针论》曰："久视伤血,久卧伤气,久坐伤肉,久立伤骨,久行伤筋。"适时而为不妄动,也是养生大法,保持适当的动静协调状态,才能避免阴阳的偏盛偏衰,提高机体内部的"吐故纳新"能力,使各器官充满活力,从而推迟各器官的衰老改变。《内经》曰："上古之人,知其道者,法于阴阳,和于术数,饮食有节,起居有常,不妄作劳,故能形与神具,而尽终其天年,度百岁乃去。"不妄作劳,方可尽终天年。

(四)"抑阳益阴",养精保阴

《周易·序》卦辞言："损而不已必益。""益而不已必决。"《周易·杂》卦辞曰："损益盛衰之始也。""象"曰："《损》损下益上,其道上行。损而'有孚,元吉,无咎,可贞,利有攸往。曷之用? 二簋可用享'。二簋应有时,损刚益柔有时。损益盈虚,与时偕行。"损卦,说的是向下征赋税,在上供奉养,或者损,或者益,或者盈，或者虚，损刚益柔，必须视情况减损阳刚来增益柔顺。"象"曰："山下有泽，《损》。君子以惩忿窒欲。"君子看到损的卦象，应当明白泽水侵蚀山根是危险的兆头，以此警示减少贪欲。

补精益气，损有余补不足，是中医养身的一个特点。《素问·金匮真言论篇》："精者，生之本。"《素问·五常政大论篇》："阴精所奉，其人寿。"《灵枢·本神》中"阴虚则无气，无气则死矣"，重视葆精养气，同理，"冬不藏精，春必病温"（《素问·生气通天论篇》）。《素问·脏气法时论篇》："五谷为养，五果为助，五畜为益，五菜为充，气味合而服之，以补精益气。"《素问·六节脏象论篇》："五味入口，藏于肠胃，味有所藏，以养五气，气和而生，津液相成，神乃自生。"说明饮食和调有规律，这样才能养人延年。

元代朱丹溪以日常满、月常缺的自然现象，注意到男女 14～16 岁以前，阴气未充；而到中年之后，"年四十而半""男不过尽八八，女不过尽七七，而天地之精气皆竭矣"。"夫以阴气之成，止供给仅三十年之视听言动"，而"人之情欲无涯""心动则相火亦动，动则精自走，相火翕然而起，虽不交会，亦暗流而疏泄矣！""此难成易亏之阴气，若知何而可以供给也"，由此提出"阳常有余，阴常不足"之说，重视阴精，强调保阴的重要性。夏月"火旺则金衰……土旺则水衰，况肾水常藉肺金为母，以补助其不足……古人于夏必独宿而淡味"，保养金水二脏尤为重要。冬月"火气潜伏闭藏，以养其本然之真，而为来春发生升动之本。若于此时恣嗜欲以戕贼，至春升之际，下无根本，阳气轻浮，必有温热之病"。在《格致余论·饮食箴》与《格致余论·色欲箴》中强调"节饮食""远彼惟薄"，不使欲火妄动，朱丹溪把养阴抑阳作为自幼至老的主要摄生原则。在治疗中，拟大补阴丸，用知母、黄柏、龟板等降火，加四物汤以滋阴血，是损有余补不足，泻火存阴的代表方。

（五）安不忘危，不治已乱

《周易·艮》"初六"："艮其趾。无咎。利永贞。"《周易·艮》"全卦"提出"艮其背，不获其身，行其庭，不见其人，无咎"，不要以为是小病就不顾及，不要只见"背"不见"身"，要顾及全面。所以，《周易·系辞》说"善不积，不足以成名；恶不积，不足以灭身。小人以小善为无益而弗为也，以小恶为无伤而弗去也，故恶积而不可掩，罪大而不可解"。小疾不除，积小为大，久为沉疴，是故"君子安而不忘危，存而不忘亡，治而不忘乱"。

《素问·八正神明论篇》说："上工救其萌芽,必先见三部九候之气尽调不败而救之,故曰上工;下工救其已成,救其已败,救其已成者,言不知三部九候之相失,因病而败之也。"《素问·四气调神论篇》又说："不治已病治未病,不治已乱治未乱。"

元代朱丹溪《格致余论》曰："与其求疗于有病之后,不若摄养于无疾之先;盖疾成而后药者,徒劳而已,是故已病而不治,所以为医家之怯;未病而先治,所以明摄生之理。"

明代张景岳："祸始于微,危因于易,能预此者,谓之治未病,不能预此者,谓之治已病。知命者,其谨于微而已矣。"(《类经·摄生类》"不治已病治未病")

《素问·刺热篇》:"病虽未发,见赤色者刺之,名曰治未病。"《灵枢·逆顺》:"上工刺其未生者也,其次刺其未盛者也,其次刺其已衰者也。下工刺其方袭者也,与其形之盛者也,与其病之与脉相逆者也。故曰:方其盛也,勿敢毁伤;刺其已衰,事必大昌。故曰:上工治未病,不治已病,此之谓也。"

《难经·七十七难》:"《经》言上工治未病,中工治已病者,何谓也? 然,所谓治未病者,见肝之病,则知肝当传之与脾,故先实其脾气,无令得受肝之邪,故曰治未病焉。中工治已病者,见肝之病,不晓相传,但一心治肝,故曰治已病也。"

汉代张仲景在《金匮要略》提出"上工治未病,何也? 师曰:夫治未病者,见肝之病,知肝传脾,当先实脾"。根据五行生克制化之理,亢则害,承乃制,推论脏腑病变,采取措施,遏其病势,先安未受邪之地,防微杜渐,避免疾病向不良的方向转变。

可见,《易》以来,居安思危,未病先防,有病防变已是中医养身治病重要思想。

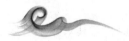

第四章
变易思想对临床和
医家思想的重要影响

变易思想对中医的临床实践和理论发展有着深远的影响。

《周易·系辞》曰："生生之谓易。"万物变化"日日新"，新事物"生生"不已，这是一个不断变化的世界。中医学认识到疾病的过程也是一种变化发展的过程，创造性地提出"辨证"的诊治原则和各种辨证模式。如张仲景在《伤寒论》中提出的"六经辨证"，认为外感疾病的发展过程一般要经历从表到里，即太阳、阳明、少阳、太阴、少阴、厥阴六个阶段的基本变化。这种运用"变动不息"的观点来研究疾病的过程，与《周易》的变易思想显然是同出一源。

临床强调的"因人、因时、因地制宜"，正是看到了人体可以因体质、时令、地域的变化、不同会产生不同的生理病理变化。如《周易·系辞》曰："变通莫大乎四时。"《灵枢·顺气一日分为四时》云："夫百病者，多以旦慧、昼安、夕加、夜甚……朝则人气始生，病气衰，故旦慧；日中人气长，长则胜邪，故安；夕则人气始衰，邪气始生，故加；夜半人气入藏，邪气独居于身，故甚也。"可见大到四季变化，小到昼夜更迭，自然界与人体均随着时间的变化而变化。再如中医学对人体生命周期的认识，《素问·上古天真论篇》中有："女子七岁肾气盛……丈夫八岁肾气实。"的"女七男八"的生理状况的记载，虽然对于这一问题，后世医家有许多不同见解，但从后天八卦数来看，数字七对应的为兑卦，为少女；数字八对应的为艮卦，为少男。再如《素问·异法方宜论篇》中黄帝与岐伯的问答"黄帝问曰：医之治病也，一病而治各不同，皆愈何也？岐伯对曰：地势使然也"。总而言之，中医的诊疗措施不是一成不变的，而是随着时间、地点、对象的改变而做出相对应的变化。《周易·系辞》曰："易之为书也不可远，为道也屡迁，变动不居，周流六虚，上下无常，刚柔相易，不可为典要，唯变所适。"变易思想指出"变动不居"为宇宙万物的基本特性，说明处理问题应"唯变所适"，而中医"三因制宜"的观念正是"唯变所适"的最佳体现。

《易经》说"穷则变，变则通，通则久"，这是变易的基本形式，只有不断突破瓶颈，变革创新，才能由穷途而入新境，才能长久。变易思想给医学创新以内在动力，面对不断改变的临床环境和疾病谱，历代医家在长期临床实践中不断探索创新，形成的新的临床经验，结合当时的文化和哲学成就，创造出新的学说，出现了一批名医大家，为中医学的发展不断注入新的思想资源和活力，日久弥新。

第一节　张　仲　景

张仲景,名机,字仲景,东汉南阳人。撰《伤寒杂病论》,确立六经辨病辨证、脏腑辨证的诊疗模式,收集、创制医方,被誉为"方书之祖",是《内经》之后的一部受到历代医家高度推崇的理论与临床结合的典籍,《伤寒杂病论》原作散失后,晋代王叔和将《伤寒杂病论》残卷重新编次整理,为《伤寒论》;宋代王洙、林亿、孙奇等将《伤寒杂病论》残卷中的杂病部分重新编次为《金匮要略》。宋以后,《伤寒杂病论》影响日渐深远,张仲景被尊为"医圣",清代医家张志聪谓"不明四书者不可以为儒,不明本论者不可以为医","本论"指《伤寒论》。

《周易·系辞》曰:"变化者,进退之象也""道有变动,故曰爻",易以阴爻(--)、阳爻(—)成卦,来说明事物处于不停的运动变化之中。张仲景《伤寒杂病论·原序》"夫天布五行,以运万类,人禀五常,以有五脏,经络府俞,阴阳会通,玄冥幽微,变化难极",《伤寒论杂病论》创立六经辨证、脏腑辨证方法,立足于天人相应、参变易之理,全面论述了外感热病、内伤杂病过程中,表里出入、虚实转化、阴阳盛衰、邪正消长等的动态变化,以明证候之进退,预后之吉凶,厘定方药加减。

一、《伤寒杂病论》体现变易思想

东汉郑玄解易,曰"《易》一名而含三义,'易简'一也,'变易'二也,'不易'三也"(《周易正义》)。《伤寒杂病论》体现了这样的变易观。

伤寒、杂病,病名多端,不可以数计,张仲景立六经为提纲总领,分司内伤外感,以阴阳之变为道,从整体上把握证候之进退、预后吉凶、方药加减。《伤寒论》以阴阳表里为辨证大纲,分太阳、阳明、少阳、太阴、少阴、厥阴六经,代表疾病由浅入深六个阶段,以三阴三阳概括阴、阳、表、里、寒、热、虚、实复杂的病情,形成完整的辨证论治体系,严器之曰"《伤寒论》十卷,其言精而奥,其法简而详"。大道至简,谓"简易"。

《伤寒杂病论》篇目,通常为"……病脉证并治",体现张仲景临诊的基本思路,先辨病,再察脉、察症,然后辨证,随证治之。在其发病、传变过程中,把握证候之变、随证治之,体现恒动变易的临床思想。

《金匮要略·脏腑经络先后病脉证》曰:"夫治未病者,见肝之病,知肝传脾,当先实脾",治疗以入肝之酸以补其本,以入心之焦苦实其母,益以入脾之甘药调中,根据六经传变、脏腑传变规律,在动态中把握病证发展,知其常、达其变。

一般情况下,外感病邪侵犯人体,多以风、寒为先导,形成太阳中风或太阳伤寒证,是为太阳提纲,对于诊断具有"不易"的原则性,包括"太阳之为病,脉浮,头项强痛而恶寒""太阳病,发热,汗出,恶风,脉缓者,名为中风""太阳病,或已发热,或未发热,必恶寒,体痛,呕逆,脉阴阳俱紧者,名曰伤寒"。太阳中风、伤寒各有兼证与变证。兼证为在核心症状的基础上出现的兼夹症状,治疗以代表方加减皆可。变证多因失治、误治等原因,出现不按照原先发展规律而发生的特殊症状,又称为"坏病",证情复杂多样,《伤寒论》《金匮要略》明确记载误治共85条,包括误汗、误吐、误下,造成证情改变,需随时治随证变。当"观其脉证,知犯何逆,随证治之"。如《金匮要略·痰饮咳嗽病脉证并治》第35至第40条,不足之人支饮,以小青龙汤,易冲气上逆,出现变证,则改桂苓五味甘草汤;若冲气平而支饮又作,则去桂加姜、辛以散寒泄满、蠲饮止咳;若药后咳止,不渴而呕,加半夏止呕;若水去形肿者,加杏仁清邪宣肺气;若支饮挟热者,加大黄泄热。

《伤寒杂病论》还记载了多个变方:小青龙汤证、小柴胡汤证、真武汤证、通脉四逆汤证、四逆散证、理中丸汤法、枳实栀子豉汤证、防己黄芪汤证、黄芪建中汤证、厚朴七物汤证、当归生姜羊肉汤证、己椒苈黄丸证、越婢汤证、白术散证、竹叶汤证、竹皮大丸证等,体现了药随证变的恒动观。

以桂枝汤证为例,其兼证包括项背强直、喘、汗出不止等,治疗上主要在原方基础上加对症药物,如葛根、厚朴杏子、附子等。但其变证非常复杂,有直接变为虚寒重证的干姜附子汤证,有汗出导致气血两虚的桂枝新加汤证,有外邪入肺化热而喘的麻杏石甘汤证,有出现脾虚水停的苓桂术甘汤证等,还有病邪入膀胱腑而成的蓄水证及蓄血证,病邪严重结聚的结胸与藏结证,中焦气虚、寒热虚实夹杂的痞证,病邪侵犯肌肉关节、继而深入脏腑的风湿痹证等,变化多端,不一而足。如果按照正常次序传变,由太阳传入阳明。阳明病可分经、腑,分别以无形大热和有形实热为主,代表症状有发热、腹痛便秘等,治疗以清、下为主。在此阶段,亦有转变为胃肠实寒、发黄、蓄血等变证者。如正常发展,病变进入少阳,其特征为正气略有虚弱,形成正邪交争之势,以往来寒热、胸胁苦满为其特征,亦有以少阳经证为主见口苦、咽干、目眩者。病变至此时,正气仍有抗邪之势,病证以实热为主,治疗以祛邪为先。

如病不愈,便传入三阴,其标志为正气开始虚损。先为脾胃阳虚的太阴病,可兼夹湿邪,形成寒湿发黄,此时正虚程度尚轻,用健脾温中之理中汤为主。病变继续发展,至心肾阳虚,形成少阴病,患者全身阳衰,"脉微细,但欲寐"为此时的特征,亦可兼寒湿、便血、吐利、便秘等症,如邪实正虚,已经难治,主用四逆汤类大剂回阳之品。这个阶段,还有部分患者可出现心肾阴虚,形成阴虚火热之证,因患者阳气尚存,其病情较典型少阴病为轻。少阴阶段,本为伤寒发展的极限,如治疗不能挽回病情,多见死证。但如果阳气部分恢复,即进入相对慢性的厥阴病阶段,此时病情虽没有少阴阶段紧急,但仍属危重,可见邪实正虚、寒热交错之象,阳气存则治,阳气亡则死。三阴阶段皆是邪盛正虚之证,尤以少阴、厥阴为重,病证以虚寒为主,亦有虚热或寒热交错,治疗以扶正为主,亦可采取扶正祛邪并用,个别情况下可以急以治标,以祛邪为主(少阴急下之证),但原则上一定要固护正气。

六经病变的具体情况更为复杂,在任何阶段,都可以出现各类兼证和变证,还有二经、三经同时发病者,兼有内伤宿疾等情况。但如果观察清晰,辨证细致,就能判断出疾病的发展趋势,从而采用相应的治疗手段。因此,六经辨证是在临床中充分运用"变易"思想的典范。

临床论治,对六经传变,误治变证,知犯何逆,随证治之,圆机活法,体现了恒动的变易观,谓"变易"。

《素问·阴阳应象大论篇》曰:"善诊者,察色按脉,先别阴阳。"《文子译注·上仁》言"天地之气,莫大于和。和者,阴阳调";阴阳不和则病不自愈。临床千变,以阴阳消长辨病,阴阳自和,治病求本之大法不变,谓"不易"。

二、三阴三阳与六爻变动

《周易》以六爻组成一卦,这六爻又分为初、二、三、四、五、上六位,从而代表事物的初生、渐盛、稍盛而惧变、再长、壮盛、盛极而变的发展过程。《伤寒论》以阴阳表里为辨证大纲,沿袭《素问·热论篇》六经排列次序,将外感热病分为太阳、阳明、少阳、太阴、少阴、厥阴六个阶段,清代陈修园说"且三阴三阳,上奉天之六气,下应地之五行,中合人之脏腑,合而为一,分而为三,所该者广"。热病传变过程,"伤寒一日,巨阳受之……二日阳明受之……三日少阳受之……四日太阴受之……五日少阴受之……六日厥阴受之"。六经分别以六爻代之,太阳病为疾病发生的初级阶段,在卦相当卦的初位,阳明病为热盛时期,在卦相当二位,少阳病代表阳热消退阶段,相当卦之三位;太阴病代表阴证中较为轻浅的病证,在卦相当卦之四位,少阴病为三阴之最重阶段,相当卦之五位厥阴病表示疾病的渐复阶段,为卦之上位,六爻位置升降变化表达热病传变。发病过程,按外邪由浅入深,由外到内,则六爻的排列顺序,三阳爻在上,三阴爻在下,此乃否卦之象,《易经·象传》说"大往小来,则是天地不交而万物不通也。上下不交而天下无邦也……小人道长,君子道消也","小人"为邪,"君子"为正,是邪盛正虚的病理变化。热病的预后过程,"七日,巨阳病衰……八日,阳明病衰……九日,少阳病衰二十日,太阴病衰,二十一日,少阴病衰……二十二日,厥阴病衰"。邪气由里出表,正气渐复,则六爻的排列顺序,三阴爻在上,三阳爻在下,为"泰"卦之象,《易经·象传》"泰,小往大来,则是天地交而万物通也……君子道长,小人道消也。"天地交而万物通则又生机,邪去正复,恢复正常。

三、平脉辨证

"平脉辨证"一词,源于张仲景《伤寒杂病论集》之序言。原意应是上古时期的医书名称,仲景引用其义,内容出现在《平脉法》一篇中。后世医家对"平脉辨证"进行了发挥,大多认为"平脉"与"辨脉"之义相似,或把"平脉"作为"平人不病之脉"(《医宗金鉴》),亦有把"平脉辨证"理解为"平时诊脉辨证的经验"或"凭脉辨证"者。根据《伤寒论·平脉法》的内容,包括对正常脉象的叙述和对病脉的例举,阐述如何通过脉象进行疾病的辨证,与"辨脉法"一篇大旨相类。"平脉辨证"无非即指根据脉象判断病机,进行辨证论治。《伤寒论》卷首的"辨脉法""平脉法",较之《内经》更为集中和详细地论述了平脉和病脉各种情况,也更贴近临床实际,细察脉之变动,以知病的发展变化趋势,转归预后。

《伤寒论·辨脉法》中,首先将脉分为阴阳两类,"脉大、浮、数、动、滑,此名阳也;脉沉、涩、弱、弦、微,此名阴也",称"凡阴病见阳脉者生,阳病见阴脉者死"。又根据脉的形状特征,详细地论述了各种脉象,如阳结、阴结、阳气微、阳气衰、亡血、结、促、动、弦、紧、芤、革等。又对各种趺阳脉的变化进行分析。然后根据具体病证和病机,对各种病脉及对应的症状以及治疗原则进行了叙述。病证包括阴结、阳结,痈脓;病机包括阴虚、阳虚,荣虚、卫虚,外邪袭表,里证类表,阳虚邪郁,寒热混淆,邪伤上下,汗下变证,以及欲解的脉证和死候的脉证等。

《伤寒论·平脉法》论述了脉的来源,"荣卫血气,在人体躬。呼吸出入,上下于中,因息游布,津液流通"。四时平脉为"春弦秋浮,冬沉夏洪"。五脏平脉为肺脉毛浮、如三菽之重;心脉洪大而长,如六菽之重;脾脉如九菽之重;肝脉微弦濡弱而长,如十二菽之重;肾脉沉,按之至骨等。又分析了弦、紧、浮、滑、沉、涩等六种残贼脉以及纵、横、逆、顺、乘等相乘脉。然后分别分析了寸口脉、趺阳脉和少阴脉的病象和对应症状。最后论述了脉诊的预后,包括可愈、可治和死候。

此外,在《伤寒论》的六经病篇中,也十分重视通过脉象来辨别和判断病邪的传变、病性、病位和预后情况。如"伤寒一日,太阳受之,脉若静者为不传""脉浮者,病在表,可发汗,宜麻黄汤""太阴中风,四肢烦疼,阳微阴涩而长者,为欲愈"等。可见,脉象是体察疾病病机的重要手段。正如秦伯未在《诊断学讲义·脉与病机》说:"病证未形,血气先乱,则脉在病先,诊脉而可以知将来之必患某病也。如今日脉沉,而来势盛去势衰,可知其明日必变浮也。浮者,病机外出也。今日脉浮,而来势衰去势盛,可知其明日必变沉也。沉者,病机向内也。迟而有力,知必变数;数而少神,知必变迟。服泻药而脉势不减,知来日之必进;服补药而脉力不增,知来日之必减。此中机括,微乎其微,能明其奥,妙用洞然矣。"从变易思想的角度看,脉象能够更早地反映体内疾病的变化趋势,因此在诊断上可以司外揣内、见微知著。能够细致地把握脉象,就能够准确掌握病机。

四、《伤寒论》开阖枢与阴阳出入

《素问·六微旨大论篇》曰:"升降出入,无器不有。""出入废则神机化灭,升降息则气立孤危。"阴阳升降出入是天地生生不息的基本机制,"阴阳出入,故谓之门",所谓"开阖枢","开"为门户开启,"阖"为门户关闭,"枢"为门户转轴,调节开闭。

《素问·天元纪大论篇》"阴阳之气各有多少,故三阴三阳也",太阳巡行一周,东升西降,天地阴阳随之变,周而复始。《史记·历书》"以至子日当冬至,阴阳离合之道行焉",三阴三阳的划分以一年阴阳气的盛衰变化为依据,确定天地阴阳之"开阖枢"的时节。太阳居东北方,冬至过后,阳气渐开,故为阳之"开",阳明居西北方,夏至之后,阳气渐收,藏合于阴,故为阳之"阖",少阳在东南方,夏至太阳回归,阴阳转枢于此,故为阳之"枢"。三阴之开、阖、枢同理;太阴在西南,夏至以后,阴气渐长,故为阴之"开";厥阴居东南,阴气渐消,并合于阳,故为阴之"阖",少阴在正北方,冬至阴极而一阳生,故为阴之"枢"。《素问·四气调神大论篇》云:"夫四时阴阳者,万物之根本也,所以圣人春夏养阳,秋冬养阴,以从其根,故与万物沉浮于生长之门。""开阖枢"调节阴阳出入,是众生之门。

《素问·阴阳离合论篇》:"圣人南面而立,前曰广明,后曰太冲,太冲之地,名曰少阴,少阴之上,名曰太阳……广明之下,名曰太阴,太阴之前,名曰阳明……厥阴之表名曰少阳。是故三阳之离合也,太阳为开,阳明为阖,少阳为枢……三阴之离合也,太阴为开,厥阴为阖,少阴为枢。"《伤寒论》六经病变是六经"开、阖、枢"正常功用障碍和失常。

太阳主阳开,阳气外达,气盛于表,主表及总司气化。外邪侵袭,太阳不开,阳用受阻,表证、水气、痰饮、蓄水。治太阳失开的伤寒、中风,代表方为桂枝汤、麻黄汤。通阳气,助气化,有利于太阳开的恢复,代表方为五苓散、苓桂术甘汤类。

阳明主阳合,此时阳盛,阳气当收降。阳气不收不降,则发热,腑实。阳明发热用白虎汤,腑实用承气汤类;阳气敛降过盛可见阳明虚寒证,用吴茱萸汤。

少阳主枢,阳气开合的枢纽。枢机不利,寒热往来,用柴胡汤类加减化裁。

太阴主阴开,阳气内入。太阴不开,阳气不入,则脏失温养,出现"太阴病,腹满而吐,食不下,自利益甚,时腹自痛,若下之,必胸下结硬。"当温补,方用四逆理中之类。

少阴枢主枢,枢机在于主导水与火的枢转。枢机失和,水火失调。水太过则寒;火太过则热。清代陈修园说:"水火济则阴阳交而枢机转矣。"温法以四逆汤类,使阳能交阴,寒法以黄连阿胶扬,以使水能济火。阴阳不相接,死证,少阴枢,生命之枢。

厥阴主合,阳气蓄养而欲出,当与阴合。厥阴不合,阳当出不出,则寒热错杂,阳出太过则热,为热厥。阳复不及,为寒厥。厥阴合,则阴消阳长,阳出封藏而新生。乌梅丸为厥阴病主方,乌梅气味酸、温、平、涩而主合,配连、柏以收纳朔气,姜、辛、归、附、椒、桂能辛温辛热开启阳气,以助阳复阴消。

六经证治从某种意义言就是恢复三阴三阳开合枢的正常作用。

五、六经欲解时与阴阳消长

西汉象数易专家孟喜的卦气说,从六十四卦中选取十二卦,取其象表述一年十二个月的阴阳消长过程(表4-1)。

表4-1　十二消息卦

月　　份	卦　　气	卦　　象
子月	一阳生于足下	复卦
丑月	二阳升	临卦
寅月	三阳升	泰卦
卯月	四阳升	大壮卦
辰月	五阳升	央卦
巳月	六阳包阴	乾卦
午月	一阴降	垢卦
未月	二阴降	遁卦
申月	三阴降	否卦
酉月	四阴降	观卦
戌月	五阴降	剥卦
亥月	六阴含阳	坤卦

此十二消息卦反映一年十二月自然界阴阳消长变化的规律,即一个阴阳循环周期阴阳消长与时间的相互关系,也是一昼夜阴阳消长的规律。

洛书的九宫图,戴九履一,左三右七,二四为肩,六八为足,以五居中,用数字表达了阴阳变化的规律。五方白圈皆阳数,四隅黑点为阴数。1,

3,5,7,9 为阳数,2,4,6,8 为阴数。阳气初生之位(子)用 1 来代表,阳极位(午)用 9 来代表。东方(卯位)3 代表阳气之升,西方(右,酉)7 代表阳气之降,各个方向以及中间之和均为定数 15。用 9 个数字阐释了一个完整的阴阳胜负消长周期。

　　总之,无论消息卦还是洛书,表达的都是昼夜阴阳消长与十二时辰(地支)有固定的相应的时段。天人相应,人的阴阳消长与此同频。《灵枢·顺气一日分为四时》:"朝则人气始生,病气衰,故旦慧,日中人气长,长则胜邪,故安;夕则人气始衰,邪气始生,故加;夜半人气入脏,邪气独居于身,故甚也。"

　　张仲景在《伤寒例第三》"冬至之后,一阳爻升,一阴爻降也。夏至之后,一阳气下,一阴气上也"以卦爻解阴阳也是一个基本的思路。《伤寒论》将人昼夜生理阴阳变化,按一个周期变化的规律,分成三阴三阳。所谓"六经病欲解时"就是人的阴阳消长与天时阴阳变化同频的时间点,此时,人之阴阳得天时之助,驱邪有力,疾病减轻;也或正气不足之人,得天时相助,正气鼓舞,邪正斗争加剧,症状定时加重。

　　三阴三阳对应的"六经病欲解时"(图 4-1),少阳、太阳、阳明(即一阳、三阳、二阳)对应欲解中位时刻为卯时、酉时、午时;而少阴、太阴、厥阴(即二阴、三阴、一阴)对应欲解中位时刻为丑时、子时、寅时(表 4-2)。

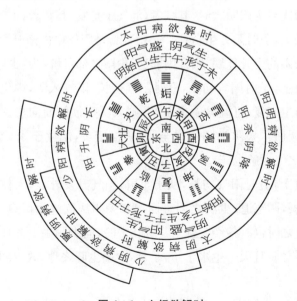

图 4-1　六经欲解时

表4-2　六经病欲解时

六经病欲解时	时　辰	时　间	中位时
太阳病欲解时	从巳至未上	09:00—15:00	午时(12:00)
阳明病欲解时	从申至戌上	15:00—21:00	酉时(18:00)
少阳病欲解时	从寅至辰上	03:00—09:00	卯时(06:00)
太阴病欲解时	从亥至丑上	21:00—03:00	子时(00:00)
少阴病欲睡时	从子至寅上	23:00—05:00	丑时(02:00)
厥阴病欲解时	从丑至卯上	01:00—07:00	寅时(04:00)

从巳至未上,阳气渐盛,午时达到顶峰,是自然界阳气隆盛于外的阶段。人体的阳气亦随天阳而隆盛于外,抵抗太阳肌表之邪的能力强盛,故太阳病可欲解而向愈,为"太阳病欲解时"。陈修园《伤寒论浅注》注曰:"太阳病欲解之时,大抵从巳至未上者,以巳午二时,日中而阳气隆,太阳之所主也。邪欲退正欲复,得天气之助,值旺时而解矣。"

从申至戌上,阳气渐弱,"日西而阳气已虚,气门乃闭",人体的阴气随之增强于内,抗阳明经府阳热之邪的能力增强,阳明病可欲解而至愈,为"阳明病欲解时"。尤在泾曰:申酉戌时,日晡时也。阳明潮热发于日晡,阳明病解亦于日晡。则申酉戌时为阳明之时,其病者,邪气于是发,其解者,正气于是复也。

从寅至辰上,子时阳方生,寅时"一阳"出,是阳气由内渐升而出之际,人体的阳气亦随天阳的上升外展,阳升则邪退,少阳之郁可解,为"少阳病欲解时"。

从亥至丑上,子时阳气初生,丑时阳气初长,阳气入阴,内生来复,人体之阳气亦随之内生来复,可温太阴之脏寒,则太阴病欲解而向愈。为"太阴病欲解时"。陈修园曰:"太阴为阴中之至阴,阴极于亥,阳生于子,至丑而阳气已增,阴得阳生之气而解也。"

从子至寅上,丑时阳气初长,从子至寅,阳气升发外展,人体之阳随之生,阳气复,肾阳振,阴寒退,少阴之阳可回,为"少阴病欲解而可愈"。方有执曰:"子丑寅,阳生之时也。各经皆解于其所旺之时,而少阴独如此而解者,阳进则阴退,阳长则阴消,且天一生水于子,子者,少阴生旺之地,故少阴之欲解,必于此时欤。"

从丑至卯上,太阳即出,是由阴转阳,阳气逐步上升之时,人体之阳气也随之渐旺,厥阴之脏寒亦可得天阳之助而除,故为"厥阴病欲解时"。

因此,依据六经欲解时阴阳变化,患者症状的缓解或加重,常可测知疾病的转归和预后情况。

李东垣用发汗药,"午前为阳之分,当发汗;午后阴之分,不当发汗",多在午前服用。明代李梴也说"俱午时前发汗,午后阴分不宜汗"。清代张隐庵注《伤寒论》:"秋宜下者,日晡人气收降,因服下药,亦顺天时之大法也。"

另外,《伤寒论》有"发于阳,七日愈,发于阴,六日愈,以阳数七、阴数六故也""发热而厥,七日下利者,为难治"等条文,这里的"阳数七、阴数六",和《周易》"七日来复"有关。切诊三部九候是为了察天地之至数合于人体血气的情况,《素问·三部九候论篇》云:"帝曰愿闻天地之至数,合于人形血气,通决死生,为之奈何。"《伤寒论·自序》所载张仲景论诊脉时认为"人迎跃阳,三部不参动数发息,不满五十"是不对的,这里的"五十"就是《易经·系辞传》"大衍之数五十"。

"象以定数""数以征象"是《易》学的特征,《伤寒论》对《易》之数术理论的应用,以数术的变化模式来推演发病、预后等与病程相关的内容,把阴阳变化的数术、时间节律作为参量,与药物性味、升降沉浮相辅,值得临床进一步研究。

第二节　刘 完 素

刘完素,字守真,号河间居士,自号通玄处士。金章宗赐号高尚先生约生活在北宋末至金章宗承安年间(公元 1110—1200 年),后人称为"刘河间",位金元四大家之首。

刘完素在《素问玄机原病式·序》云:"夫医教者,源自伏羲,流于神农,注于黄帝,行于万世,合于无穷,本乎大道,法乎自然之理。"三坟之书"法象天地,理合自然,本乎大道""老氏以精大道,专为道教;孔子以精常道,专为儒教""医之妙用尚在三坟""易教体乎五行八卦,儒教存乎三纲五常,医教要乎五运六气"。刘完素深谙儒道之学,研习《内经》近 40 年,以五运六气为医之大道,认为医者"唯以别阴阳虚实最为枢要""运气者得于道同,盖明大道之一也""识病之法,以其病气归于五运六气之化"。著有《黄帝素问宣明论方》《素问玄机原病式》《素问病机气宜保命集》《伤寒标本心法类萃》《图解素问要旨论》等,倡五运六气之理,创"六气皆从火化",是变易思想在医学领域的具体运用,对后世产生较大影响。

一、人体阴阳变化与天地五运六气相应

刘完素认为人体与天地五运六气相应。《素问玄机原病式》曰:"所谓四时天气者,皆随运气之兴衰也。然岁中五运之气者,风、暑、燥、湿、寒,各主七十三日五刻,合为期岁也。"岁中六部主位者自大寒依节气划分。又提出"夫一身之气,皆随四时五运六气兴衰,而无相反矣""所以寒暑燥湿风火之六气,应于十二经络、脏腑也,以其本化,则能补之;相反之者,则能泄之",说明他重视六气性用。又,刘完素在《新刊图解素问要旨论·通明形气》云:"夫天有五运,人有五脏。五脏者,应五行,乃金木水火土,五运者,乃风火燥湿寒,皆应阴阳,天地之道也,万物之纲纪,变化之父母,生杀之本始,神明之府也。""凡脏腑各主一脉,以为手足三阴三阳十二经脉也,通行荣卫,纵贯百骸,周流而无已矣。"并以命门(右肾)为心包络之脏,应于手厥阴之经,主相火而相行君命,合为六脏六腑。

发病与五运六气的变化相关。"天地之气上升下降,运气常先,无所不胜,归所同合"(《新刊图解素问要旨论》),"阴阳相搏,刚柔相摩,五行相错,六气相荡,变而为病,则无穷矣",六气变乱,五行失常,乃发病的根本原因。

如"岁火太过,上临少阳、少阴,火燔火燔,水泉涸,物焦槁,病反谵妄狂越,咳喘息鸣,下甚血溢,泄不已,太渊绝者死不治"(《新刊图解素问要旨论》)。

发病与阴阳变化的时位有关,如"故大温发于辰巳,大热发于申未,大凉发于戌亥,大寒发于丑寅,本发于春夏秋冬正位;郁极发,待时而作,大纪暴急,其病危,七十五日而发;微者徐,其病相持,一百十五日而发"(《新刊图解素问要旨论》)。

刘完素以三阴三阳六气之数,合脏腑经络之气偏盛偏衰,重视六气性用,外应四时天地之气变化,来说明人体气血阴阳变化和发病规律。

二、刘完素以六气为病之本

刘完素重视六气性用,把疾病看作六气变化在人体中的反应。"大凡治

病,必明此之寒暑燥湿风火六气,最为要也"(《图解素问要旨论·五邪生病》)。将六气为病与脏腑经络相联属,如"足厥阴风木乃肝胆之气也、手少阴君火之热乃真心小肠之气也。足太阴湿土乃脾胃之气也。手少阳相火之热乃心包络三焦之气也。手阳明燥金乃肺与大肠之气也。足太阳寒水乃肾与膀胱之气也"。将发病与六气变化相联系"如春分至小满,为二之气,乃君火之位;自大寒至春分七十三日,为初之气,乃风木之位,故春分之后,风火相搏,则多起飘风,俗谓之旋风是也,四时皆有之"。提示病症变化趋势,如"风能胜湿则为燥也"。《图解素问要旨论·五邪生病》曰:"凡此六气,为诸病之本也,候其六脉,而可知矣。""夫受病之由者,或从外而得者,或从内而得者。其六气为病者,乃风火寒三气,皆外感而得者……若燥湿热三气者,或饥饱劳损,忧愁郁怒,悲恨孤独,魍魅,皆内感而得之者。"(《素问玄机原病式》)

"六气不必一气独为病,气有相兼",《原病式》称:"夫六气变乱而为病者,乃相兼而同为病。风、热、燥同,多兼化也;寒、湿性同,多兼化也。性异而兼化者,有之,亦已鲜矣。或制甚而兼化者,乃虚象也。"

刘完素以三阴三阳六气之数,合脏腑经络之气偏盛偏衰,创"脏腑六气病机说"。此脏腑六气不是外应六气,二是内生六气,是参用六气理论来描述脏腑的生理特性,又把它作为脏腑病理变化的症状表现,是理论上的创造。认为脏腑本气兴衰可以为病,"盖肺本清,虚则温:心本热,虚则寒;肝本温,虚则清;脾本湿,虚则燥;肾本寒,虚则热"。治疗时,顺其性则为补,反其性则为泻。并以脾胃土湿为例说:"脾胃土本湿也,湿气自甚,则为积饮痞膈,或为肿满,以药燥去其湿,是谓泄其脾胃土之本也,或病燥热太甚而脾胃干涸成消渴者,土湿之气衰也。宜以寒润之药,补阴泻阳,除热润燥,而土气得其平,是谓补其脾土之本也。"脏腑本气兴衰之。

《新刊图解素问要旨论·六气本病》:"凡言病之吉凶,必明病之脏腑虚实,而与岁中运气胜负之变而以加临可以言也。"六气为本,是刘完素指导临床治疗,判断发病、病势、传变及预后的一个基本思路。

三、刘完素之"亢害承制"

"亢害承制"理论渊源于《内经》。《素问·六微旨大论篇》中指出:"亢则害,承乃制,制则生化,外列盛衰,害则败乱,生化大病。"亢者,太过;害者,损害;承者,随也;制者,制约。自然界六气变化过程中,如果某一气过于亢盛,将会产生损害作用,"春令风木旺而多风,风大则反凉,是反兼金化,制其木也。大凉之下,天气反温,乃火化承于金也"(《素问玄机原病式·寒类》),要有能制约它的气来制约其亢盛,使之恢复正常。所谓"相火之下,水气承之;水位之下,土气承气;土位之下,风气承之;风位之下,金气承之;金位之下,火气承之;君火之下,阴精承之"(《素问·六微旨大论篇》)。刘完素在承制关系中强调,"己亢过极,则反似胜己之化也。"刘完素所讲的"亢害承制",实际上是六气病变亢盛到一定程度时出现的一种假象,"木极似金、金极似火、火极似水、水极似土、土极似木""微则当其本化,甚则兼有鬼贼……以火炼金,热极而反化为水,及身热极,则反汗出也,水体柔顺,而寒极则反冰如地也。土主湿,阴云,雨而安静,土湿过极,则反为骤注、烈风、雨淫溃也……皆所谓过极则反兼鬼贼之化,制其甚也"(《素问玄机原病式·寒类》)。

"亢害承制"理论贯穿于刘完素认识疾病以及临床思辨过程,这与物极而反的变易思想是一脉相承的。

四、诊病、治病合于五运六气变化之理

切脉诊病与天地阴阳变化相合。脉诊反映脏腑、经脉之气盛衰,医者"必凭闻望切知其病,总而与天地时日阴阳相合,推其生克而为法""察其胜衰,气之用,可以切脉之盈虚,断病之祸福矣"。

正常的脉象,"凡天之六气所至,则人脉亦应之而至也"(《素问要旨论·卷五》),有"天和六脉所至之状"(随六部主客气所至而应见之脉)、"地之六脉"(如厥阴风主肝,其脉弦)、司天不应脉(皆随君火所在,乃脉沉不应也)。六气六位之脉(左尺阳气之始,太阳寒水之位,肾与膀胱之脉见之;次生木,左关厥阴风木之位,肝胆脉见;次生君火,少阴暑火之位,心与小肠脉见;次生相火,右尺阴气之始,命门与三焦脉见;次生土,右关,太阴湿土之位,脾胃脉见;次生金,右寸阳明燥金之位,肺与大肠脉见,次生水于左尺,周而复始),岁中六步主位之脉等。

针刺补泻之法,适其气岁,与阴阳变化相应。如取六化之穴,中封(肝木之源)、通里(君火真心之源)、内关(相火少阳心包络之源)、公孙(脾土之源)、列缺(金肺之源)、涌泉(肾水之源),谨候其时"其气欲旺之前,迎而取之,泻其盛

气,勿使行盛而生其疾;补衰之源,勿令受邪而生其疾"。亦可偏取一脏之背俞,"捻定其穴,先以六字气法调合阴阳",再诊脉知气至而行补法,"甲子日子时,乙丑日丑时,丙寅日寅时,丁卯日卯时,补泻最验"。

五、养生顺应天时,趋利避害

《素问病机气宜保命集》曰:"必明天道地理,阴阳更胜,气之先后,人之寿夭,生化之期,乃可以知人之形气矣。"《新刊图解素问要旨论·守正防危》曰:"然养生之要,内功外行,衣饮药食,诸所动止,应其时候,各有宜否,宜者为之,禁者避之,盛者制之,衰者益之,使气血和平,精神清利,内无邪辟,外没冤嫉,安得有恙患夭枉而至于己矣!""密符天机,预防祸患,勿使受邪而生其疾,乃得身安而满其天寿矣"(《新刊图解素问要旨论·五邪生病》)。顺应天时,趋利避害,是养生的基本原则。

常病服饵之药,随四时各有增损,顺四时之气随证用之。《素问病机气宜保命集·本草论》论药物各有其性,"天地赋形,不离阴阳,形色自然,皆有法象",各岁有所主药食之宜,以药食之五味温凉纠四时之偏。如"假令风木之胜,多食辛凉制其肝木之胜,少食酸温勿佐木强,多食甘物佐其土衰,以平为期","酸化为温,苦化为热,甘化重阴,辛化为凉,咸化为寒",食入五味以养五脏。气味不可偏食,偏食过久则五脏偏倾而生疾病。

以六字气法治五脏积滞也要遵循四季变化,"春不可呼,夏不可呬,冬不可呵,秋不可吁,四时常唏"。

《新刊图解素问要旨论》曰:"五行造化之理,养生之道也,正则和平,互相济养,变则失常。"顺时令而调阴阳,安脏腑而和荣卫,顺应天时,适可为度,各安其气。

第三节　朱　丹　溪

朱丹溪,字彦修,世居丹溪,后人尊称丹溪老人,生活于元代(公元1281—1358年)。朱丹溪36岁师从朱熹四传弟子许谦学习理学,后因师病卧床,乃弃儒攻医,并是从刘完素再传弟子罗知悌,跟师临诊,医名渐扬。治学

《素问》《难经》，融会诸家，《格致余论》《局方发挥》为其主要著作，创立相火论、阳有余阴不足论及阴升阳降说。朱丹溪临床经验丰富，学术思想独到，对后世影响颇大，戴元礼、王履等为其门墙，虞抟、王伦、汪机私淑其学，学说远及日本，逐成一代大医，为金元四大家之一。

朱丹溪师从朱熹四传弟子许谦学习理学，有很高的造诣，理学与医学兼通，他将医疗实践与理学思想有机结合，是第一个自觉地全面吸收理学思想资源而创立自己医学思想的一位医家。他的理论成果明显渗透着程朱理学的宇宙本体论和生成论的痕迹，体现了变易思想的基本精神。

一、周敦颐"太极之理"与朱丹溪相火论

《周易·系辞》："易有太极，太极生两仪，两仪生四象，四象生八卦。"《老子》曰："道生一，一生二，二生三，三生万物，万物负阴而抱阳，冲气以为和。"宋代周敦颐把这些思想作为其宇宙生成论的基础，在他的《太极图说》曰"无极而太极。太极动而生阳，动极而静，静而生阴，静极复动。一动一静，互为其根。分阴分阳，两仪立焉。阳变阴合，而生水火木金土。五气顺布，四时行焉。五行一阴阳也，阴阳一太极也，太极本无极也。五行之生也，各一其性"，完整地阐述了宇宙发生和万物生成的基本模式，成为理学世界观的基础。

朱丹溪深受理学思想浸润，援《太极图说》宇宙生成模式，糅合历代对相火的认识，创立了"相火论"。相火最早见于《素问·天元纪大论篇》中"君火以明，相火以位"，王冰注《素问》，首先提出少阳相火说。宋金时期的钱乙、刘完素、张元素、李杲、张从正等著名医家对相火都有论述，刘完素首先把相火运用于人体，言"心为君火，肾为相火"，朱丹溪《格致余论·序》说"相火"是维持生命的原动力，强调"天非此火不能生物，人非此火不能有生"。

朱丹溪云"太极动而生阳，静而生阴。阳动而变，阴动而合，而生水火木金土。各一其性，惟火有二：曰君火，人火也；曰相火，天火也。火内阴而外阳，主乎动者也"（《格致余论·相火论》）。在朱丹溪那里，动静是太极运动的形式也是阴阳二气产生的本原和运动特点，由此，朱丹溪说火"主乎动""凡动皆属火"。相火与心火，一上一下，一君一相，皆为生理之常。

朱丹溪认为世间各种事物，无非处于"动""静"两种状态，其中"动"是基本的、主要的；自然界万物及人的生命现象，均以动为常，《格致余论》所谓"天主

生物,故恒于动;人有此生,亦恒于动"。没有相火的推动,人体脏腑组织的功能活动就会停止。人的生命活动离不开相火的温煦和阴阳二气的相互运动。

周敦颐言太极运动"动极而静""静极复动",达到"极"就会转化到对立的运动状态去,动静交替,出现周期性变化。朱丹溪根据自己对人体生理的认识,认为动静不是极化的波浪式交替,提出"动而生阳,静而生阴",动静是阴阳的运动形式,相依而用,"动"不可太过,太过则病;"静"有利于维持相火的生理状态,而"动极"则是一种严重的病理状态,"人之疾病亦生于动,其动之极也,故病而死矣"。

朱丹溪引用《易传》中的"吉凶悔吝生乎动"来说明"动"的双重性,强调"动而中节""彼五火之动皆中节,相火惟有裨补造化,以为生生不息之运用耳"(《格致余论·相火论》)。若动而太过,则相火妄动为贼邪,阳盛火旺,损伤阴精,引发一系列阴虚火旺的病证。

《格致余论·相火论》:"相火易起,五性厥阳之火相煽,则妄动矣。""五脏各有火,五志激之,其火随起。"这是引起相火妄动的直接原因,朱丹溪归咎于人的"情欲无涯"。他说:"夫以温柔之盛于体,声音之盛于耳,颜色之盛于目,馨香之盛于鼻,谁是铁汉,心不为之动也。"各种感官刺激和人的欲望间的纠结,可导致心火偏盛。心火与相火妄动,两者关系密切。"(肝、肾)二脏皆有相火,而其系上属于心。心,君火也,为物所感则心动,心动则相火亦动。"人之欲望,如果无所节制,则"醉饱则火起于胃、房劳则火起于肾,大怒则火起于肝",相火妄动,直接耗损藏于肝肾之中阴精和元气,导致疾病丛生,变化莫测,无时不有,以致"煎熬真阴,阴虚则病,阴绝则死"。

朱丹溪认为在生理情况下,人体就已存在阳有余而阴不足的状态,阴精难成易亏,而"人之情欲无涯,此难成易亏之阴气若之何而可以供给也?"人心易动,君火引动相火,相火妄动,相火夺伤阴精。因此,朱氏在《格致余论》中列《饮食箴》《色欲箴》两篇,以节制食色之欲,克制相火妄动,保持正常的生理状态。临床辨治时,多从热盛阴虚入手,治疗常以泻火存阴,保护阴精为主。

二、程颐"阳常盈,阴常亏"与朱丹溪"阳常有余,阴常不足" 理论

"阳常有余,阴常不足"是朱丹溪阐述人体阴阳状态的基本观点,有宋代程

朱理学代表人物之一程颐以日月为易,"阳常盈,阴常亏"思想的烙印。

程颐曰:"命之曰易,便有理……天地阴阳之变,便如二扇磨,升降盈亏刚柔,初未尝停息,阳常盈,阴常亏,故便不齐。譬如磨既行,齿都不齐,既不齐,便生出万变。故物之不齐,物之情也。""日月,阴阳发见盛处。""问'月有定魄,而日远于月,月受日光,以人所见为有盈亏,然否?'曰'日月一也,岂有日高于月之理? 月若无盈亏,何以成岁? 盖月一分光则是魄亏一分也。'""历象之法,大抵主于日,日一事正,则其他皆可推……独邵尧夫立差法,冠绝古今,却于日月交感之际,以阴阳亏盈求之,遂不差。大抵阴常亏,阳常盈,故只于这里差了。历上若是通理,所通为多。"①

程颐认为,月相盈亏反映天地阴阳之变,月相盈亏和历象之间存在岁差,是日月各自轨道运行速度不同造成的,所以,阳常盈,阴常亏,为"不齐"。阴阳的盈亏差异是万物变化生灭之源,万物之阴阳亦会有此消息盈虚的规律。

朱丹溪说:"天地为万物父母,天大也为阳,而运于地之外,地居天之中为阴,天之大气举之。日,实也,亦属阳,而运于月之外;月,缺也,属阴,禀日之光以为明者也。人身之阴气,其消长视月之盈缺。"(《格致余论·阳有余阴不足论》)

接着说:"人受天地之气以生,天之阳气为气,地之阴气为血,故气常有余,血常不足。""四月属巳,五月属午,为火大旺。火为肺金之夫,火旺则金衰。六月属未,为土大旺,土为水之夫,土旺则水衰。况肾水常籍肺金为母,以补助其不足……保养金水二脏,正嫌火土之旺尔。"(《格致余论·阳有余阴不足论》)

根据"天人相应"观点,朱丹溪推论人的状态也是阳有余而阳不足,"阳常有余,阴常不足"论与相火论相羽翼,成为其进一步结合其生理、病理现象的理论工具。

朱丹溪认识到,在人的整个生命过程中,男女两性只有在具备生育能力时阴精才是充盛的,在其他时期则处于相对不足的状态。如"人之生也,男子十六岁而精通,女子十四岁而经行,是有形之后犹有待于乳哺,水谷以养,阴气始成,而可与阳气为配,以能成人,而为人之父母",说明在稚幼与垂老之年阴气俱不足,前者未充,后者已亏,而青壮年时期在人生中仅短短 30 年,可见人的阴精来迟而易耗,所以丹溪感叹"阴气难成而易亏"。进一步从生理上说明了

---

① 程颢,程颐.二程集[M].王孝鱼点校.北京:中华书局.2004.

"阳有余、阴不足"观点,并成为临床的重要指导。

三、张载"太虚即气"与朱丹溪的阴升阳降

张载提出"太虚即气"(《正蒙·太和篇》),"太虚无形,气之本体;其聚其散,变化之客形尔",气是世界之本原的本然状态,气聚为万物,物散则回归于气,"太虚-气-万物"的"天人一气"模型勾画了变化运动的宇宙生化图景。张载的观点和《内经》一脉相承,《内经》云"太虚廖廓,肇基化元""太虚之中,大气举之""天地合气,万物并至""气始而生化,气合而有形"(《素问·天元纪大论篇》)。

《素问·天元纪大论篇》:"天地者,万物之上下也;左右者,阴阳之道路也。"《素问·五运行大论篇》:"上者右行,下者左行,左右周天,余而复会。"[①]阳气在上,由右下降;阴气在下,由左上升。《素问·六微旨大论篇》曰:"气之升降,天地之更用也……升已而降,降者谓天;降已而升,升者谓地。天气下降,气流于地;地气上升,气腾于天。故高下相召,升降相因,而变作矣。"

朱丹溪的人身之气,"阴升阳降"的观点即来源于此。

《格致余论·天气属金说》:"夫自清浊肇分,天以气运于外而摄水,地以形居中而浮于水者也。是气也,即天之谓也。自其无极者观之,故曰大气。""天大也,为阳;而运行于地之外,地居天之中,为阴,而天之大气举之。"[②]

朱丹溪把"阴升阳降"的思想用来说明人的生理病理,指导临床辨治。

《局方发挥》曰:"夫周流于人之一身以为生者,气也,阳往则阴来,阴往而阳来,一升一降,无有穷已。""气为阳,宜降,血为阴,宜升,一升一降,无有偏胜,是谓平人"。

升降是生理运动的重要形式,朱丹溪从五脏、水火、气血三方面展开论述。

以五脏言,"心肺之阳降,肝肾之阴升。"而脾居其中;水火言,"心为之火居上,肾为之水居下,水能生而火能降,一升一降,无有穷也";以气血言,"气为阳宜降,血为阴宜升,一升一降无有偏胜,是谓平人"(《局方发挥》)。

阴升与阳降彼此相关,而五脏中的脾"具坤静之德,而有乾健之运",促成

---

① 王冰.黄帝内经素问[M].北京:人民卫生出版社,1963:72.
② 浙江省中医药研究院文献研究室.丹溪医集[M].北京:人民卫生出版社,2001:2.

了心肺之阳的降下和肝肾之阴的升上。

也以此来指导治疗，其言：气血虚，皆以味补之。味，阴也；气，阳也。补阴精以求其本也。故补之以味，若甘草、地黄、泽泻、五味子、天门冬之类，皆味之厚也（《局方发挥》）。

导致升降失常而产生各种病证的因素包括六淫外侵、七情内伤、饮食失节、房劳致虚等。如心火宜降，如果受上述各致病因素的影响，心火上动则相火亦升，即所谓"心火引动相火"，使阴精下流而不能上承，而出现阴虚火旺之证；肺气宜降，如肺受火邪，其气炎上，有升无降，则致气滞、气逆、气上，甚至出现呕吐、噎膈、痰饮、翻胃、吞酸等。朱丹溪的阴升阳降观点，不仅与"相火论""阳有余而阴不足论"有密切关系，也是其升补阴血及补阴抑阳治法和摄生养老的理论依据。

第四节　张　景　岳

张景岳，名介宾，字会卿（又作惠卿），别号通一子。明代山阴会稽（今浙江绍兴）人。生活于嘉靖四十二年（公元 1563 年）至崇祯十三年（公元 1640 年）。于经史百家无不博览，通易理、天文、兵法之学，精于医学，早年即遵父训学习《内经》，曾从名医金英学医数载，尽得其传。"惟有穷理尽性，格物致如，以求圣人之心斯可也"（《类经图翼·序》）。壮年从戎幕府，游历北方，积累了大量的临床经验，"以医术著称于明万历、天启间"。精于《周易》，熟悉理学各派观点，强调"医不可无易，易不可无医"（《类经图翼·序》），其友叶秉敬在《类经》序中说"世之能注易者，不出于程朱，能注内经者，不出于秦越人、王太仆。张景岳一人，却并程朱秦王四人合为一人，而直接羲黄之脉于千古之上，恐非程、朱、秦王所能驾也"。张景岳撰有《类经》《景岳全书》《质疑录》等著作，其医学理论以《易》为宗，融通性理之学，贯穿了易学的变易观。"《易》具医之理，医得《易》之用""医易相通，理无二致""医者，易也"是张景岳医学方法论的核心。著有《医易义》《大宝论》《真阴论》《太极图论》以及《阴阳体象》等多篇医易学著作，对医易学做了系统的论述，成就卓著，影响甚远，是明代大医。

张景岳的医学思想、临床经验十分丰富，本节主要从变易思想的角度加以阐释。

一、"变易"与张景岳阴阳学说的"常"与"变"

《周易·系辞》:"刚柔相推而生变化……变化者,进退之象也。"朱熹说,"阴阳无一日不变,无一时不变",变化是世界存在的方式。

《周易·乾》卦爻辞以龙为喻:"初九,潜龙勿用。九二,见龙在田,利见大人。九三,君子终日乾乾,夕惕若厉,无咎。九四,或跃在渊。无咎。九五,飞龙在天,利见大人。上九,亢龙有悔。用九,见群龙无首,吉。"六爻描述了一个太阳回归年,阳气从十一月、十二月的"潜龙勿用",到次年九月、十月"亢龙有悔"的发展变化过程。所谓乾道,就是太阳在一年的运行变化(黄道),所谓"各正性命",就是春生、夏长、秋收、冬藏,随着太阳的变化而变化而逐次转化。

事物生杀盛衰是一个按固定秩序连续演化变动的过程,是天之常道。

张景岳以易为宗,"医者,易也",《类经附翼·医易义》曰"常易不易,太极之理也,变易常易,造化之动也。"

张景岳发挥变易思想,认为阴阳之理有常有变。"常易不变,而能应交,变易不常,靡不体常。是常者易之体,变者易之用,古今不易易之体,随时变易易之用,人心未动常之体,物欲一生变之用"(《类经附翼·医易义》)。变化之道为常,而变化不循常道,则是"变","常者易之体,变者易之用"(《类经附翼·医易》)。

春夏秋冬为常,每个春天都不同,所以,"常者易以知,变者应难识"(《类经附翼·医易》)。

张景岳说:"故不通变,不足以知常,不知常,不足以通变,知常变之道者,庶免乎依样画瓠卢,而可与语医中之权矣。"张景岳认为在临床上医者应知常达变,"能于繁杂中而独知所归,千万而独握其一,斯真知医易之要者",那么临床才能达到《《易》之变化出乎天,医之运用由乎我"的境界。

张景岳说:"阴阳二气,最不宜偏。不偏则气和而生物,偏则气乖而杀物。""阴平阳秘"是生命阴阳之常。

"属阴属阳者,禀受之常也;或寒或热者,病生之变也",在阴阳的消长过程中,由于一方的偏衰或偏胜而致病,这就是阴阳从常到变。"火水得其正则为精与气;水火失其和则为热为寒",阴阳之常为生理状态,其变则为病理现象。

"扶阳抑阴"和"补阴抑阳"即是促使阴阳由变向常转化的措施。

阴阳之变的病理状态中,也有常有变。张景岳认为阳盛则热,阴盛则寒,这是病变之常。但由于阳动阴静的过极,出现"阳中有阴,阴中有阳"的复杂病变。在临床上表现为"似阳非阳"的"真寒假热"和"似阴非阴"的"真热假寒"之证,这又是阴阳病变中之变。

在治疗上也有常变之别,如以寒治热或以热治寒为人所熟知的常法,而"热因热用"和"寒因寒用"则是治疗中的变法。医者若知常而不知变,则势必误认虚火为实火,而恣用寒凉攻伐。这是当时医者的主要弊端之一,正是张介宾所特别重视的问题。

二、太极图说与张景岳的命门学说

宋代周敦颐《太极图说》言:"无极而太极,太极动而生阳,动极而静,静而生阴,静极复动,一动一静,互为其根。分阴分阳,两仪立焉。阳变阴合而生水、火、木、金、土。五气顺布,四时行焉。五行一阴阳也。阴阳一太极也,太极本无极也。五行之生也,各一其性。无极之真,二五之精,妙合而凝,乾道成男,坤道成女,二气交感,化生万物,万物生生而变化无穷焉。"

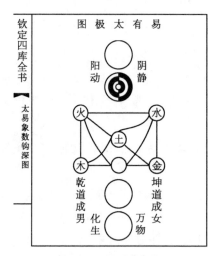

图4-2 周氏太极图

《太极图说》是宇宙生化的模式图,包涵了理学世界观最基本的思想元素(图4-2)。

其一,理学世界观的"形而上"特征。周敦颐的"太极图",最上一个空心圆代表了世界的本体"太极",这个本体无形无象,但又不是道之"无",而是一种实在。

其二,世界的生化之机。《易传》曰"易有太极,是生两仪。两仪生四象,四象生八卦。八卦定吉凶,吉凶生大业。""太极图"从上到下排列的几个分离的圆表示世界演化的过程,由太极而有阳动,阴静,而生水、火、木、金、土。又由于"二五之精,妙合而凝",而产生万物。

其三,世界的整体性、全息性。万事万物都统摄于太极,朱熹曰"万物统体一太极"。周敦颐在《通书·理性本章》阐发说:"二气五行,化生万物,五殊二实,二本则一,是万为一,一实万分。"这个世界是由"一"分化而来的。

其四,世界的对立互补。周敦颐曰:"动极而静,静而生阴,静极复动,一动一静,互为其根。分阴分阳,两仪立焉。"阴阳动静如环无端,从周子太极图以后,阴阳互根,相生、互藏的观念得以深入人心。

张景岳接受这样的宇宙图式并说"太极者,天地万物之始也。太始天元册文曰:太虚廖廓,肇基化元……由是观之,则太虚之初,廓然无象,自无而有,生化肇焉。化生于一,是名太极。太极动静而阴阳分。故天地只此动静,动静便是阴阳,阴阳便是太极,此外更无余事。"

张景岳将太虚说与太极说密切结合在一起,把太极作为世界发生的本体,当然也是医学体系理论发生的本体,这是医易学很有价值的学术贡献。

《太极图说》的宇宙生化模式是张景岳阴阳理论、命门学说的思想基础。

1. 张景岳的"阴阳一体"思想　　"太极动而生阳,动极而静"(《太极图说》),周敦颐的宇宙生化图式里,阴阳是统一于太极这个"一"的,更多强调阴阳的摩荡变易,比宋代以前的太极学说更加全面了。邵雍则着眼于太极、两仪、四象、八卦、万物的分衍过程,提出了"一分为二"的命题。这些思想都为张景岳所看重,成为其援易入医的思想资源。

由此,张景岳"阴无阳不生,阳无阴不成,而阴阳之气,本同一体(《类经图翼·阴阳体象》)",提出了"阴阳者一分为二"(《类经·阴阳类》)的著名论点,强调阴阳变易转化中的互根互用,"阴阳之理,原自互根,彼此相须,缺一不可。无阳则阴无以生,无阴则阳无以化"(《景岳全书·本神论》),"阴阳之中又有阴阳,故有太阴太阳,少阴少阳……阴根于阳,阳根于阴,阴阳相合,万象乃生"。在临床上,张景岳以"阴阳互根"来阐释说明"精气互生"的原理,曰"以精气分阴阳则阴阳不可离"(《景岳全书·新方八略》)。气为阳,阳必生于阴;精为阴,阴必生于阳,所以无论先天或后天,"精之与气,本自互生"(《类经·摄生类》),提出"善补阳者,必于阴中求阳,则阳得阴助而生化无穷"(《景岳全书·新方八略》),"善补阴者,必于阳中求阴,则阴得阳升而泉源不竭(《景岳全书·传忠录》)""善治精者,能使精中生气;善治气者,能使气中生精"的著名论点,并称之为"阴阳相济"(《类经·疾病类》)。

2. 张景岳的"阳本无余,阴亦不足"　　自刘完素创立火热论,阐发火热病机后，朱丹溪又提出了"阴常不足，阳常有余"的观点，并以大补阴丸、四物汤加知母、黄柏等滋阴降火之法治疗多种疾病，自此以后，习用寒凉之风气盛行。张氏初学医理，尚且信服，后通过临床经验的不断丰富，对其提出异议，为了补偏救弊，阐发人体正常的阴精阳气的重要作用，提出了"阳非有余"的论点。

首先，张氏从形气之辨、寒热之辨和水火之辨三个方面，以自然界的现象，阐明阳气的重要，为说明人身阳气的重要性奠定基础，因此，对人身之阳气应时时虑其不足，不能任意损害。

形气之辨，即从人体的形体与功能两个方面的密切关系，以论述阳气的重要性。张氏说："夫形气者，阳化气，阴成形，是形本属阴，而凡通体之温者，阳气也；一身之活者，阳气也；五官五脏之神明不测者，阳气也。及其既死，则身冷如冰，灵觉尽灭，形固存而气则去，此以阳脱在前，而阴留在后，是形气阴阳之辨也，非阴多于阳乎？"（《类经·大宝论》）

寒热之辨，是从寒热之气在生命活动中的不同作用，以阐发阳气的重要性。张氏认为："热为阳，寒为阴，春夏之暖为阳，秋冬之冷为阴，当长夏之暑，万国如炉，其时也，凡草木昆虫，咸苦煎炙，然愈热则愈繁，不热则不盛。及乎一夕风霜，即僵枯遍野。是热能生物，而过热者惟病；寒无生意，而过寒则伐尽。然则热无伤而寒可畏，此寒热阴阳之辨也，非寒强于热乎！"（《类经·大宝论》）

水火之辨，是从水火的性质、作用以阐发阳气的重要性。张氏说："水为阴，火为阳，造化之权，全在水火……夫天一者，天之一也，一即阳也，天一则止于六耳，故水之生物者，赖此一也，水之化气者，亦赖此一也。不观乎春夏之木，土得之而能生能长者，非有此一乎？秋冬之水，土得之而不生不长者，非无此一乎？不惟不生而自且为冻，是水亦死矣。可见水之所以生，水之所以行，孰非阳气所主？此水中之阳耳，非水即为阳也。"（《类经·大宝论》）

张景岳从形气、寒热、水火三方面分辨，证明了一个观点，即阳在生命活动过程中是十分重要的，是对生命活动起决定性作用的。因此，要想维持延续生命活动的存在，应注意保护阳气，不能任意耗伤。就人体而言，阳气要时时虑其不足，不要虑其有余。这就形成了其"阳非有余"的学术观点。所以，张氏总结说："夫阳主生，阴主杀，凡阳气不充，则生意不广，而况乎无阳乎？故阳惟畏其衰，阴惟畏其盛，非阴能自盛也，阳衰则阴盛矣。凡万物之生由乎阳，万物之死亦由乎阳。非阳能死物也，阳来则生，阳去则死矣。""由此言之，可见天之大

宝,只此一丸红日,人之大宝,只此一息真阳,孰谓阳常有余,而欲以苦寒之物,
伐此阳气,欲保生者,可如是乎?"(《类经·大宝论》)因为阳气在人体有如此重
要的作用,张氏十分反对滥用寒凉之品,认为寒凉之品伐此阳气,有弊而无利,
主张治疗虚损病时,应以温补为主。

同时,张景岳还认为,阴阳互为其根,不可分割。所谓:"阴不可以无阳,非
气无以生形也。阳不可以无阴,非形无以载气也。故物之生也生于阳,物之成
也成于阴,此所谓元阴元阳"。(《类经·真阴论》)元阴元阳也称真阴真阳。就
人身而言,阳非有余,阴亦属不足。他主要从真阴之象、真阴之脏、真阴之用、
真阴之病、真阴之治等五个方面来阐发真阴。

真阴之象,即指真阴在外的表象。张氏根据《内经》的理论,指出形质的好
坏,是真阴充盛与否的外在表象。《灵枢·本神》篇云:"五脏主藏精者也,不可
伤,伤则失守而阴虚,阴虚则无气,无气则死矣。"《素问·三部九候论篇》也说:
"形肉已脱,九候虽调,犹死。"张氏则说:"观形质之坏与不坏,即真阴之伤与不
伤,此真阴之象,不可不察也。"

真阴之脏,即人体真阴所在的脏腑。《素问·上古天真论篇》说:"肾者主
水,受五脏六腑之精而藏之。"张氏在此命门学说的启示下,提出肾中命门为藏
精之所。他说:"五液皆归乎精,而五精皆统乎肾,肾有精室,是曰命门,为天一
所居,即真阴之府,精藏于此,精即阴中之水也;气化于此。气即阴中之火
也。"(《类经·真阴论》)张氏认为命门为人身之太极。所谓太极,是指阴阳未
分之前混元一体。人身之太极,即是人身阴阳化生之本源。命门既为人身之
太极,故为天一所居,先天之精气均藏于此,故为真阴之脏。由于阴精是阳气
之根,因此,命门藏有真阴,既是阴精化生之所,又是阳气化生之宅,而内具水
火,是人体性命之本。

真阴之用,是指真阴在人体中的作用。张氏对此阐发说:"所谓真阴之用
者,凡水火之功,缺一不可。命门之火,谓之元气;命门之水,谓之元精。五液
充,则形体赖而强壮;五气治,则营卫赖而和调。此命门之水火,即十二脏之化
源。故心赖之,则君主以明,肺赖之,则治节以行;脾胃赖之,济仓廪之富;肝胆
赖之,资谋虑之本;膀胱赖之,则三焦气化;大小肠赖之,则传导自分。此虽云
肾脏之伎巧,而实皆真阴之用,不可不察也。"(《类经·真阴论》)真阴的表现,
虽然是形体的好坏,但真阴在人体的作用,则表现为两个方面。一方面,真阴
充盛,则形体强壮;另一方面,真阴又是元气之根,真阴充盛,则元气充足,五脏

六腑各自发挥其正常生理作用。因此,周身生命活动能力的盛衰,也是真阴之用。张氏对真阴作用的认识,强调了其在人体生命活动过程中是绝不可缺少的,必须时时虑其不足,也不能任意克伐。

真阴之病,是指真阴亏虚所表现出来的病证。张氏总结真阴之病说:"所谓真阴之病者,凡阴气本无有余,阴病惟皆不足。即如阴盛于下者,原非阴盛,以命门之火衰也;阳盛于标者,原非阳盛,以命门之水亏也。水亏其源,则阴虚之病叠出;火衰其本,则阳虚之证迭生……王太仆曰:寒之不寒,责其无水;热之不热,责其无火。无水无火,皆在命门,总曰阴虚之病,不可不察也。"(《类经·真阴论》)既然元气根于真阴,真阴不足之证出现本于阴伤,即使元气不足之证,亦与真阴不能化生阳气有关,所以张氏说无水无火,都是阴虚之病。张氏的这段文字,将阴虚之病概括为两个方面,一方面是水亏而见阴虚阳盛者;另一方面包括阳虚阴盛者,虽病火衰水盛,而真阴又是火之源,究其根本,仍是由于真阴不足所导致,故张氏归纳为无水无火的诸种病证,均与阴虚有关。

真阴之治,是指真阴虚损病证的治疗方法。既然无水无火,皆属阴虚之病,因此,治疗虚损病证,总要从肾命入手,时时注意补其真阴。张氏说:"所谓真阴之治者,凡乱有所由起,病有所由生,故治病必当求本。盖五脏之本,本在命门,神气之本,本在元精,此即真阴之谓也。王太仆曰:壮水之主,以制阳光;益火之源,以消阴翳,正此谓也。"不论壮水益火,张氏都要顾及真阴,这是治疗真阴之病的关键。故他认为六味地黄丸、八味地黄丸等方,虽用于临床,每有奇效,但对于真阴既虚之人,用茯苓、泽泻渗泄太过,有碍真阴恢复,尤其是对于精气大损之人,更为不妥。张氏在治疗时,创立了左、右归丸和左、右归饮等方,体现了张氏的"阴中求阳"(精中生气)、"阳中求阴"(气中生精)之法。

3. 张景岳的命门学说　　张景岳《类经图翼·阴阳体象》说:"天生乎动,地生乎静,动之始则阳生,动之极则阴生;静之始则柔生,静之极则刚生。"这基本是周敦颐太极图讲阴阳生化的翻版。

命门学说是张景岳按周敦颐太极图模式建构的医学理论。

张景岳把命门比作人身的"太极",命门化生元阴、元阳,是先天无形的阴阳。元阳即无形之火,有"生"和"化"的作用,即所谓"神机",它代表生命的机能;元阴即无形之水,有"长"和"立"的作用,也就是"天癸"。至于由先天元阴、元阳所化生的"后天有形之阴阳",则包括气血、津液、脏腑等内容。

认为命门位置"居两肾之中而不偏于右"(《质疑录·论右肾为命门》),为先、后天"立命之门户"(《景岳全书·经脉类》)。先天元阴、元阳禀受于父母,然后有生命。元阴、元阳藏于命门,即为真阴。它不仅来自先天,而且又必须赖后天滋养壮盛,这是由于五脏六腑之精归之于肾,而肾又藏精于命门所致。但在另一方面,肾精乃元阴所化,肾气为元气所生。因此,张景岳又指出"命门与肾本同一气""命门总主乎两肾,而两肾皆属于命门"(《类经附翼·三焦》),两者一以统两,两以包一,有不可分割的关系。

真阴为人体生命最基础的物质,命门为"真阴之脏",所藏的元精为"阴中之水",元精所化的元气为"阴中之火"。正由于命门藏精化气,兼具水火,故张景岳称"命门者,为水火之府,为阴阳之宅,为精气之海,为死生之窦"(《类经附翼·三焦》),又称为"精血之海""元气之根"(《类经图翼·运气》),并对命门真阴的生理、病理及其证治,作了系统论述。

元精所化"阴中之火",在人体生理方面"水中之火乃先天真一之气,藏于坎中"(《景岳全书·传忠录》),即生于阴精的阳气;在病理方面,则表现为真阴亏损,虚阳上越的假阳证,即所谓"龙雷之火"。所以,张景岳说:"欲治真阴而舍命门,非其治也,此真阴之脏,不可不察也。"(《类经附翼·求正录》)

张景岳试图通过命门之治,达到对生命状态的整体把握。"变虽无穷,总不出乎阴阳,阴阳之用总不离乎水火"(《类经图翼·运气》)。

三、八卦相荡与张景岳的"二纲六变"

"刚柔相摩,八卦相荡。鼓之以雷霆,润之以风雨;日月运行,一寒一暑。乾道成男,坤道成女"(《易传·系辞上》)。《易经》效法天地,以"日月为易,象阴阳也",以"—",为阳爻,象征太阳、阳气;以"– –"为阴爻,象征月亮、阴气。《易传·系辞上》有"变化者,进退之象也。刚柔者,昼夜之象也。六爻之动,三极之道也",卦的变化表达阴阳之气变化。

宋代象数派易学大师邵雍将《易传》关于八卦形成的解释与道教的宇宙生成说相糅合,构造出一个完整的宇宙生成图式和学说体系,以推衍解说自然和人事变化,形成其象数学的特色。邵雍讲先天八卦,对张景岳的理论建构有明显影响。邵雍在《观物外篇》说:"太极既分,两仪立矣。阳下交于阴,阴上交于阳,四象生矣。阳交于阴,阴交于阳,而生天之四象。刚交于柔,柔交于刚,而生地之四象。于是八卦成矣。八卦相错,然后万物生焉。是故一分为二,二分为四,四分为八,八分为十六,十六分为三十二,三十二分为六十四。故曰分阴分阳,迭用柔刚,故《易》六位而成章也。十分为百,百分为千,千分为万,犹根之有干,干之有枝,枝之有叶,愈大则愈少,愈细则愈繁,合之斯为一,衍之斯为万。"这是解释以四分法定六十四卦卦数和卦象的过程。

张景岳以易说医,以易理为工具来总结临床规律:易之为书,一言一字,皆藏医学之指南;一象一爻,咸寓尊生之心鉴。"浑然太极之理,无乎不在。所以万物之气皆天地……天地之气即万物,散之而为万天地。故不知一,不足以知万,不知万,不足以言医,理气阴阳之学,实医道开卷第一义"(《类经附翼·医易义》)。

张景岳的《类经附翼·医易义》中:"易道无穷,而万生于一,一分为二,二分为四,四分为八,八分为十六,自十六而三十二,三十二而六十四,以至三百八十四爻,万有一千五百二十策,而交感之妙,化生之机,万物之数,皆从此出矣,详而言之,则其所谓一者。""乾南坤北者,象首腹之上下也;离东坎西者,象耳目之左右也。"这些内容包括四分之法、先天八卦、方位等是邵雍解易的套路。

邵雍着眼于太极、两仪、四象、八卦、万物的分衍过程,张景岳受也受此影响,对临床辨证规律的理论抽象,以先天八卦为基本结构,《类经附翼·医易义》曰:"所谓四分为八者,四象生八卦也。谓乾一、兑二、离三、震四、巽五、坎六、艮七、坤八也。"《易经·说卦传》曰:"天地定位,山泽通气,雷风相薄,水火不相射……雷以动之,风以散之,雨以润之,日以煊之,艮以止之,兑以说之,乾以君之,坤以藏之。""乾,天也,故称乎父;坤,地也,故称乎母。"乾坤为父母,统六卦,二卦为天地之定位,山泽、雷风、水火六卦,相感相对,化生万变,均为乾坤之用。《类经·藏象类》曰:"天地万物之道,惟阴阳二气而已,阴阳作合,原不相离,所以阳中必有阴,阴中必有阳……震、坎、艮是为三男,巽、离、兑是为三女。"张景岳的辨证体系以阴阳为纲,"表、里、寒、热、虚、实",六变为目,乾坤为纲,六变为目,纲举目张。

《类经·藏象类》曰:"震、坎、艮是为三男,巽、离、兑是为三女。"三国虞翻注《易传·系辞上》曰:"乾以二、五摩坤,成震、坎、艮。坤以二、五摩乾,成巽、离、兑。故刚柔相摩,则八卦相荡也。"具体来说,乾、坤两卦二、五爻互易,形成坎、离两卦。在离卦卦象中,初至三爻为离,二至四爻为巽,三至五爻为兑。在坎卦卦象中,初至三爻为坎,二至四爻为震,三至五爻为艮。六爻之变你中有我、我中有你，不断变化，此即所谓，相摩相荡，四象生八卦。

《景岳全书·阴阳篇》曰："凡诊病施治，必须先审阴阳，乃为医道之纲领。阴阳无谬，治焉有差医道虽繁，而可以一言以蔽之者，日阴阳而已。故证有阴阳，脉有阴阳，药有阴阳。以证而言，则表为阳，里为阴；热为阳，寒为阴。"

《景岳全书·明理篇》又说："阴阳既明，则表与里对，虚与实对，寒与热对，明此六变，明此阴阳，则天下之病，固不能出此八者。"

张景岳以变易思想为指导，以八卦为模型把阴、阳、表、里、寒、热、虚、实整合成一个统一的"二纲六辨"辨证体系，是八纲辨证的理论体系的基础，对后世的影响深远。

第五节　黄　元　御

黄元御（公元1705—1758年），名玉路，号研农，清代山东昌邑人。清代康熙乾隆年间著名医学家，乾隆皇帝御医，被誉为"一代医宗"。黄元御尊古崇圣，"理必内经，法必仲景"，以黄帝、岐伯、扁鹊、张仲景为四圣，赞"四圣之书，争光日月"，撰有《四圣心源》等医学著作十一部，重视中气，发扬"气化论"，立"一气周流"的医学思想，独树一帜。

"通天下一气耳"（《庄子·知北游》），庄子说元气是宇宙万物化生的本原，北宋张载说"太虚不能无气，气不能不聚而为万物"[1]。中国哲学气一元论是中医气化论的基础，气化论也是中医理论的核心，庄子曰："人之生，气之聚也。聚则为生，散则为死。"《内经》说："人生于地，悬命于天，天地合气，命之曰人。""人以天地之气生，四时之法成。"（《素问·宝命全形论篇》）

"天之在我者德也，地之在我者气也。德流气薄而生"（《灵枢·本神》），生命活动有赖于气的推动。《灵枢·决气》云："余闻人有精、气、津、液、血、脉，余意一气耳。"杨上善诠释曰："一气者，真气耳。真气在人，分一为六别。"《灵枢·刺节真邪》云："真气者，所受于天与谷气并而充身者也。"《灵枢·五十营》云："人一呼，脉再动，气行三寸一吸，脉亦再动，气行三寸，呼吸定息，气行六寸。"这是黄元御"一气周流"理论的来源和基础。

---

① 张载.张子正蒙[M].王夫之,注.上海：上海古籍出版社,2000：87.

一、"一气周流"的基本内涵

《素问·六微旨大论篇》有"升降出入，无器不有"，王冰释曰："其窍横者，皆有出入去来之气；窍竖者，皆有阴阳升降之气往于中。"①人的正常生理活动在于气在身体内升降出入，周运不息。黄元御的所谓"一气周流"，指人体的正常生命活动源于"一气周流变化于五行之间"，"中气"是"气"之化源，有生之本，"气"正常的升降，以"中气"为枢纽，左升右降，升降失司，诸病生矣。这是黄元御"一气周流"理论的基本框架。

所谓"中气"，首见于《内经》，曰："中气不足，则溲便为之变，肠为之苦鸣。"（《灵枢·口问》）《素问·五常政大论篇》曰："根于中者，命曰神机，神去则机息。"《素问·脉要精微论篇》曰："五脏者，中之守也，中盛脏满，气胜伤恐者，声如从室中言，是中气之湿也。"

黄元御的"中气"，以《内经》"中土为根"思想为基础加以发挥。

1. "中气"为人之"祖气"，人身之太极　　黄元御《四圣心源·天人解》曰："人与天地相参也，阴阳肇基，爰有祖气，祖气者，人身之太极也。""祖气之内，含抱阴阳，阴阳之间，是谓中气，中者，土也。""土者，所以滋生气血，培养胎姙之本也。"

"中气"是生命发生的本原和原动力。

2. "中气"为人之化源　　《内经》曰："人之所受气者，谷也。谷之所注者，胃也。胃者，水谷气血之海也。"黄元御发挥说："中气旺，则胃降而善纳，脾升而善磨，水谷腐熟，精气滋生，所以无病。脾升则肾肝亦升，故水木不郁，胃降则心肺亦降，金火不滞。火降则水不下寒，水升则火不上热。平人下温而上清者，以中气之善运也。"

"土者，所以滋生气血，培养胎姙之本也。木火以生长之，金水以收成之，土气充周，四维寄旺，涵养而变化之，五气皆足，十月而生矣……土则四象之中气也，故养胎之安，首在培土"（《四圣心源·天人解》）。

中气旺，是脾胃健运，滋生气血，维护"下温上清"正常生理功能的基础。

3. "中气"是阴阳升降之枢纽　　黄元御认为"阴阳未判，一气混茫。气含阴阳，则有清浊，清则浮升，浊则沉降，自然之性也。升则为阳，降则为阴，阴阳

---

① 王冰.黄帝内经素问［M］.北京：人民卫生出版社，1963：23.

异位,两仪分焉。清浊之间,是为中气。中气者,阴阳升降之枢轴,所谓土也"(《四圣心源·天人解》)。《四圣心源·脏腑生成》曰:"祖气之内,含抱阴阳,阴阳之间,是谓中气。中者,土也。土分戊己,中气左旋,则为己土,中气右转,则为戊土。戊土为胃,己土为脾。""四象即阴阳之升降,阴阳即中气之浮沉。分而名之,则曰四象,合而言之,不过阴阳,分而言之,则曰阴阳,合而言之,不过中气所变化耳。"中气"非阴非阳,非水非火,非燥非湿",乃位居中正之位。《四圣心源·五行生克》:"五行之理,有生有克……其相生相克,皆以气而不以质也,成质则不能生克矣。"

黄元御认为,中气为祖气,合阴阳,居中土,籍水、火、金、木四象,四象乃脏腑循五行之理运动变化的表现,是中气阴阳升降的结果。中气是机体阴阳升降、脏腑运动变化的动力和枢轴。

二、"一气周流"阴阳升降的模式

《素问·天元纪大论篇》:"天地者,万物之上下也;左右者,阴阳之道路也。"《素问·五运行大论篇》:"上者右行,下者左行,左右周天,余而复会。"[①]阳气在上,由右下降;阴气在下,由左上升。《素问·六微旨大论篇》曰:"气之升降,天地之更用也……升已而降,降者谓天;降已而升,升者谓地。天气下降,气流于地;地气上升,气腾于天。故高下相召,升降相因,而变作矣。"[②]

黄元御的人体的"一气周流"与天地间阴阳之气循行方式相应。肝肾居下焦,属阴,故肝肾之气升于左;心肺居上焦,属阳,心肺之气降于右。脾胃居中州,脾属阴,脾气升于左;胃属阳,胃气降于右。

"升降之权,则在阴阳之交,是谓中气……脾升则肝肾亦升,故木水不郁;胃降则心肺亦降,故火金不滞。火降则水不下寒,水升则火不上热……中气乃和济水火之机,升降木金之轴。"中土左旋,肝肾之气随之左升,肝气温热助生心火,肾水上济心火;中土右转,肺金心火随之右降,肺气清降助生肾水,心火下温肾水,完成正常的生理。

中土冲和,阴阳之气上下循环周流,木水左升,金火右降,肝升肺降,水火

---

① 王冰.黄帝内经素问[M].北京:人民卫生出版社,1963:72.
② 王冰.黄帝内经素问[M].北京:人民卫生出版社,1963:75.

既济，阴阳相召，阴升渐化阳，阳降渐化阴，形成一个"圆"的气循环，是黄元御"一气周流"阴阳升降的模式。

黄元御的左升右降，水火既济模型中，特别强调要有相火"下蛰"，而相火"下蛰"有赖于胆气的肃降。"相火降于足少阳胆"，"相火下蛰，水脏温暖而水腑清利"。咳嗽、肺痈、耳目之病、疼痛等皆可虑胆胃不降，如"神惊"总由"胆胃之不降"（《四圣心源·神惊》），相火不下蛰，君火妄飞，心动神惊。由此看出，在"一气周流"的运行中，胆气亦随胃气降，以实现相火的秘藏，从而实现水火既济。

三、"一气周流"理论与变易思想

《四圣心源·天人解》曰："昔在黄帝，咨于岐伯，作《内经》以究天人之奥。其言曰：善言天者，必有验于人。然则善言人者，必有验于天矣。天人一也，未识天道，焉知人理。"识天理，究天人之奥，黄元御医理研究深受《内经》《老子》《易经》等学术思想的影响。

《老子》中有"生生不息""天地之间，其犹橐籥乎？虚而不屈，动而愈出，多言数穷，不如守中"，《周易·系辞》曰"生生之谓易"。

《周易·系辞》："刚柔相摩，八卦相荡。鼓之以雷霆，润之以风雨；日月运行，一寒一暑。乾道成男，坤道成女。"《周易·泰》卦，"象"言"天地交而万物通也"。

天地间刚柔相摩，阴阳交通，乾道成男，坤道成女，生生不息。人法地，地法天，天地变化如橐籥，以天道为律，周而复始，这是传统变易思想主要脉络。

1. 黄元御思想受《老子》影响　　黄元御思想受《老子》影响颇深，在《道德悬解·自叙》中云"自有天地以来，道未有高于老子者也……其言无所不谈，凡养生、涉世、治国、用兵以至立言备德、成功遂名、诸大事业，莫不宜之，玄通微妙，深不可识。而朝闻夕得，易知易行，盖五千言中，宏博渊淼，约举大要，三言而已，曰知天也，知人也，知己也"，是非常推崇他的。

黄元御"一气周流"的理论中阐释中可以看到《道德经》的影子。黄元御说：天地之间，空洞虚豁，其犹橐籥乎，清气上升，浊气下降，虚而不致于屈，动而愈复能出，无非太空即无非积气也。然清自何升，浊自何降？降不由上，升不由下，升降之原，皆自当中……中者，道家之黄婆，在水火金木之交，处戊己二土之介，媒合婴姹，交媾龙虎，结仙胎而产灵丹，全在乎此（《道德悬解》）。

《四圣心源》言:"中气者,和济水火之机,升降金木之轴,道家谓之黄婆,婴儿姹女之交,非媒不得,其义精矣。"

黄元御:"天地之间,空洞虚豁,其犹橐龠乎,清气上升,浊气下降,虚而不致于屈,动而愈复能出,无非太空即无非积气也。"以老子的"橐龠"天道之动的比喻描述中气运动,以"道家之黄婆"比拟中气,"升降之原,皆自当中……中者,道家之黄婆",说明中气的重要。"中也者,天下之大本也"(《中庸》)。

2."一气周流"与"天六地五"之数 《国语·周语下》有"天六地五,数之常也",天干地支相配,六十年一甲子,天干循环六次,地支循环五次,所以,天六地五为常数。《素问·天元纪大论篇》"天以六为节,地以五为制。周天气者,六期为一备;终地气者,五岁为一周。"黄元御在《四圣心源》说"六气乃五行之魂,五行即六气之魄。人为天地之中气,秉天气而生六腑,秉地气而生五脏。六气五行皆于人身。内伤者,病于人气之偏,外感者,因于地之气偏,而人气感之。"黄元御把"天六地五"之说,参用于医学,建立了"中气"周流的医学理论模型,分析临症阴阳之气的变化,为辨治提供了新的思路。

(1)"一气周流"与河图模型:河图是木、火、土、金、水五星出没的实录,以星位拟五行。水星1月、6月黄昏时见于北方;木星3月、8月黄昏时见于东方;火星2月、7月黄昏时见于南方;土星5月、10月黄昏时见于中天;金星4月、9月黄昏时见于南方。河图方位以五(土)为中,木、火、金、水各位东、南、西、北四方,是"以中(土)立极"或"中控四方"的五行模式,强调"中"位的重要性。

《素问·玉机真脏论篇》中云:"脾脉者土也,孤脏以灌四傍者也。"《素问·太阴阳明论篇》曰:"脾者土也。治中央,常以四时长四脏,各十八日寄治,不得独主于时也。"《内经》藏象参用的是河图模型。

《周易参同契》解释河图曰:"坎戊月精,离己日光……土旺四季,罗络始终,青赤白黑,各居一方,皆禀中宫,戊己之功。"[①]黄元御在《素灵微蕴·噎膈》中说:"清阳化火乃为热,浊阴化水乃为寒,然则坎离之本,是在戊己,戊己之原,实为中气。"[②]从此论述可见,黄元御传承了《内经》理念,参用河图五行模式,"以中立极",土籍水、火、金、木四象,为阴阳之气升降之原,肝升肺降,水火既济。

---

① 魏伯阳.周易参同契[M].任法融,释义.北京:东方出版社,2012:51.
② 黄元御.素灵微蕴[M]//黄元御医学全书.孙洽熙校注.2 版.北京:中国中医药出版社,1999:960.

黄元御据此理论,认为"中气在二土之交,土生于火而死于水,火盛则土燥,水盛则土湿,泻水补火,扶阳抑阴,使中气轮转,清浊复位,却病延年之法,莫妙于此",又云"中气衰则升降窒而反作,清阳下陷,浊阴上逆,人之生老病死,莫不由此",强调"医家之药,首在中气"。

"中气之治,崇阳补火""培土泻水",常以干姜、人参、炙甘草、茯苓守中以治,扶阳抑阴重阳气是黄元御临床特点。

(2)"一气周流"与六气:《素问·天元纪大论篇》有"周天气者,六期为一备",以地球自转为依据,一年四季气象按顺序变化,分为风、热、火、湿、燥、寒六气,年年不变。王冰注《内经》:"初之气,起于立春前十五日,余二、三、四、五、终气次至,而分为六十日八十七刻半。"此为天之道,气之常。按五运六气理论的术语,初之气,厥阴风木,二之气,少阴君火,三之气,少阳相火,四之气,太阴湿土,五之气,阳明燥金,终之气,太阳寒水。

黄元御通运气之理,宗张仲景之说,在临床发挥运用六气理论。《四圣心源》曰:"仲景《伤寒》,以六经立法,从六气也……六经之变化虽多,总不外乎六气。""六气了彻,百病莫逃,义至简而法至精也。"强调六气理论对临床的重要性。

又说:"内外感伤,总此六气。其在天者,初之气,厥阴风木也,在人则肝之经应之。二之气,少阴君火也,在人则心之经应之。三之气,少阳相火也,在人则三焦之经应之。四之气,太阴湿土也,在人则脾之经应之。五之气,阳明燥金也,在人则大肠之经应之。六之气,太阳寒水也,在人则膀胱之经应之。"以六气统十二经,每一气应二经,是为六气统六经模式。

黄元御据此,创六气治法。治厥阴风木法,以桂枝苓胶汤;治少阴君火法,以药在黄连丹皮汤;治少阳相火法,以柴胡芍药汤;治太阴湿土法,以术甘苓泽汤;治阳明燥金法,以百合五味汤;治太阳寒水法以苓甘姜附汤。

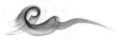

结　语

第一节 "气一元论"背景下的
变易观是中医的灵魂

一、"万物之生,皆禀元气"之"气一元论"的基本含义

"气"是世界的本原,又是万物化生之本,这就是"气一元论"的核心思想。

"气"字解释为"气,云气也,象形",初意为天地间缊缊之气。到先秦时代,"气"已成为重要的哲学概念,气是万物的本原又是宇宙中的弥漫的、无形的、连续运动着的,极细微物质。老子《道德经》曰:"道生一,一生二,二生三,三生万物,冲气以为和。""一"即为"道"产生的"气",这是"气一元论"的滥觞。《庄子》云:"通天下一气耳。""察其始而本无生……气变而有形,形变而有生。"到汉代,形成了元气概念,《鹖冠子·泰录》云"天地成于元气,万物乘于天地";而董仲舒明确指出"元者,为万物之本"。如《论衡》曰:"元气未分,浑沌为一。""万物之生,皆禀元气。"

《素问·气交变大论篇》有"善言气者,必彰于物",王冰解释说"化气生成,万物皆禀,故言气应者,以物明之"。"气一元论"奠定了时空与万物为一个统一整体,万物生化都是气化运动的哲学基础。气,弥散、恒动,是构成世界的本原,又是万物发生发展的动力。"气一元论"为中医学发展开辟了广阔视野,整体观、恒动观对中医的形成和发展产生了深刻、持久的影响。"气一元论"是中医学术体系最根本的自然观。

二、"气一元论"恒动观是中医生命观的基础

"气一元论"认为,气是万事万物的本原,具有物质性,同时又具有能动性,时刻处于弥散、聚合状态,并产生各种变化,推动事物发展。恒动是世界的存在形式,《易传·系辞下》曰"天地之动,贞夫一者也"。

气的运动,称为气机。升、降、出、入是气的运动形式,《素问·六微旨大论篇》言:"是以升降出入,无器不有。"气通过运动产生各种变化,称为气化。"积

阳为天,积阴为地"(《素问·阴阳应象大论篇》),天地阴阳之气交感,可生万物,阴阳之气交感是气化的内在动力,是自然界万物发生、发展和变化的内在机制,也是生命活动的存在形式,《周易·泰》曰"天地交而万物通也"。

北宋张载说"太虚为气""太虚不能无气,气不能不聚而为万物"①。气有"无形"与"有形"两种形式,明代哲学家王廷相说:"有形亦是气,无形亦是气。""无形"是太虚,是本原,气是恒动的原因,恒动是世界的本来属性;气之聚散,气化所呈现的是一切事物的无穷无尽的变化,是有形无形相互间由化而变的过程,是生命活动的繁衍、生长与消亡,故而"有形"。"无形"是体,"有形"是用。《庄子·知北游》云:"人之生,气之聚也。聚则为生,散则为死。"②《论衡·论死》言:"阴阳之气,凝而为人;年终寿尽,死还为气。"③人的生死,即是气的聚散。《灵枢·本神》"德流气薄而生",《灵枢·决气》云"余闻人有精、气、津、液、血、脉,余意一气耳",人的生命活动有赖于气的推动。"气一元论"的"有形""无形"从宏观上把握了一切事物存在形式的转化关系,是理解、诠释客观世界的方法论。

"人以天地之气生,四时之法成"(《素问·宝命全形论篇》)。人与万物一样,皆是天地精气而化生。《管子·内业》曰:"精也者,气之精者也。""凡物之精,此则为生。下生五谷,上为列星。流行于天地之间,谓之鬼神。藏于胸中,谓之圣人。"气的运动是生命活动的基础。中医学的气,指人体内生命力很强、不断运动且无形可见的极细微物质,包括元气、真气、宗气、营卫之气、脏腑之气、经络之气等,既是人体的重要组成部分,又是激发和调控人体生命活动的动力源泉,维系着人体的功能活动,体现了物质性和功能性的统一。

明代著名医学家张景岳在《医易义》的论述反映了"气一元论"观点对中医生命观的影响,《类经附翼·医易义》云人身"因虚以化气,因气以造形,而为先天一气之祖……一动一静,互为其根,分阴分阳,两仪立焉。""凡万物生成之道,莫不阴阳交而后神明现。故人之生也,必合阴阳之气,构父母之精,两精相抟,形神乃成,所谓天地合气,命之曰人也。"元气亦是构成人体的本原物质,阴阳动静是生命的内在动力,体现了人和自然界的统一性。

① 张载.张子正蒙[M].王夫之注.上海:上海古籍出版社,2000:87.
② 曹础基注.庄子浅注[M].北京:中华书局,1982:323.
③ (汉)王充.论衡[M].上海:上海人民出版社,1974:318.

三、"气一元论"整体观奠定了中医天人相应的系统理论

庄子说"通天下一气耳",人和天地均由太虚之气分化而来。张景岳在《医易议》说"易道无穷,而万生于一,一分为二,二分为四,四分为八,八分为十六,自十六而三十二,三十二而六十四,以至三百八十四爻,万有一千五百二十策,而交感之妙,化生之机,万物之数,皆从此出",人的生命同样如此,人身"因虚以化气,因气以造形,而为先天一气之祖",世界由"一"分化而成,是一个天地相通、不断演化、相互影响的整体的动态系统,人是自然的一部分,与天地同源同构,天人相应。《灵枢·邪客》云"天圆地方,人头圆足方以应之,天有日月,人有两目",《素问·离合真邪论篇》曰"天地温和,则经水安静,天寒地冻,则经水凝泣",表达的即是这种天人相应、天地同构的观念。

（一）人是与天地自然相统一的整体

《内经》曰:"人生于地,悬命于天,天地合气,命之曰人。""气一元论"把天人联接为一个整体的互动系统。

"人法地,地法天",天地之气的变化是人生理病理变化的依据,这是中医理论建构的路径。

《周易·系辞传》说"日月运行,一寒一暑",日月运动不息,昼夜交替,四季变换,寒热消长,"日往则月来,月往则日来,日月相推而明生焉,寒往则暑来,暑往则寒来,寒暑相推而岁成焉",太阳运行、日地关系变化(日影在南北回归线往复),决定了自然界的阴阳盛衰变化。

黄道是太阳运行的视运动轨道,用来标度日月之行。古天文学以黄道8个特殊位点,确立了立春、春分、立夏、夏至、立秋、秋分、立冬、冬至的位点,也是天地之气的分、至、启、闭的节点,此即所谓八正之位和四时之位。《素问·八正神明论篇》谓之"四时八正之气"。

《素问·宝命全形论篇》云:"人以天地之气生,四时之法成。"《灵枢·逆顺》曰:"气之逆顺者,所以应天地、阴阳、四时、五行也。"天人同构,星象、气象、物象、藏象的变化一一对应,"星辰者,所以制日月之行也;八正者,所以候八风之虚邪以时至者也"(《素问·八正神明论篇》),用来说明人体的生理病理的变化规律。

《素问·八证神明论篇》曰："八正者,所以候八风之虚邪,以时至者也。四时者,所以分春秋冬夏之气所在,以示调之也。八正之虚邪而避之勿犯也。以身之虚而逢天之虚,两虚相感,其气至骨,入则伤五脏,工候救之,弗能伤也。"(表5-1)

表5-1 八卦八方虚风与病变部位归纳表

风 名 与 来 路				对 人 体 影 响		
宫位	五行	风向	风名	内舍	外在	病气所主
离	火	南风	大弱风	心	脉	热
坤	土	西南风	谋风	脾	肌	弱
兑	金	西风	刚风	肺	皮肤	燥
乾	金	西北风	折风	小肠	手太阳脉	脉绝则溢脉闭则结不通善暴死
坎	水	北风	大刚风	肾	骨与肩背之膂筋	寒
艮	土	东北风	凶风	大肠	两胁腋骨下合肢节	
震	木	东风	婴儿风	肝	筋组	身湿
巽	木	东南风	弱风	胃	肌肉	身重

《素问·金匮真言论篇》"故春气者,病在头;夏气者,病在脏;秋气者,病在肩背;冬气者,病在四肢。故春善病鼽衄……冬善病痹厥……故人亦应之。"

《素问·六节藏象论篇》提到"盛虚之时,移光定位"。所谓"移光定位",是将黄道上的丑正为始,沿黄道将周天分为六个阶段,和"八正之风"思路一致,每个位点,地面接收太阳光热有明显区别,对应不同时段,把地面阳气之变化程度以三阴三阳表示,如《素问·天元纪大论篇》中"阴阳之气,各有多少,故曰三阴三阳也"。

周天分为六个阶段,阳热程度不同,造成地面气流变化不同,出现不同的气候特征,此也是"六气"之来源。

"三阴三阳"成为中医描述人体阴阳之气变化的基础性概念,用来描述阴阳关系的多层次,可分性;描述阴阳变化的程度、顺序及变化的复杂性,六经辨证、脏腑辨证、开合枢理论等临床医学理论莫不基于此。

"六气""三阴三阳"打通了沟通天地变化与人体变化的对应的通道,构筑了以人体内外阴阳变化为据,从发病、传变到治疗的强大的解释体系。

人生天地之间,生长壮老已,也须参天地阴阳之变,天时、气候、地域、身体统合考之。《素问·四气调神大论篇》曰:"春三月,此谓发陈。天地俱生,万物以荣,夜卧早起,广步于庭,被发缓形,以使志生;生而勿杀,予而勿夺,赏而勿罚,此春气之应,养生之道也。逆之则伤肝,夏为寒变,奉长者少。夏三月,此谓蕃秀。天地气交,万物华实,夜卧早起,无厌于日,使志无怒,使华英成秀,使气得泄,若所爱在外,此夏气之应,养长之道也。逆之则伤心,秋为痎疟,奉收者少,冬至重病。秋三月,此谓容平。天气以急,地气以明,早卧早起,与鸡俱兴,使志安宁,以缓秋刑,收敛神气,使秋气平,无外其志,使肺气清,此秋气之应,养收之道也。逆之则伤肺,冬为飧泄,奉藏者少。冬三月,此谓闭藏。水冰地坼,无扰乎阳,早卧晚起,必待日光,使志若伏若匿,若有私意,若已有得,去寒就温,无泄皮肤,使气亟夺,此冬气之应,养藏之道也。逆之则伤肾,春为痿厥,奉生者少。"

将自然界的"八风"、春夏秋冬与人体病变相联系,顺应"春生、夏长、秋收、冬藏"气之升降规律,突出了中医人与自然环境相统一的整体观念。

(二)人体脏腑组织一气同源

《素问·宝命全形论篇》云:"天地合气,命之曰人。"人的生命萌生于升降交感的"气",生命的产生、生理活动、病理变化乃至精神变化心理活动都是人体气不断运动的结果。

《张仲景五脏论·甲本》云:"天有五星,地有五岳,运有五行,人有五脏。所以肝为将军,脾为大夫,心为帝王,肺为丞相,肾为列女。"

人体是一个结构同源,相互关联,功能相协调的统一的生命体。五行学说以五脏为中心,将人体的形体、官窍、精神、情志等分归于五脏,构建以五脏为中心的生理病理系统。同时又将自然界的方位、五气、五色、五味等与人体的五脏联系起来,建立了以五脏为中心的天人一体的五脏系统。

《灵枢·海论》曰:"十二经脉者,内属于腑脏,外络于支节。"经络学说将人体内外环境联结成一个密切联系的整体。

《灵枢·刺节真邪》"真气者,所受于天,与谷气并而充身也。"《难经·六十六难》"脐下肾间动气者,人之生命也,十二经之根本也,故名曰原气。三焦者,原气之别使也,主通行三气,经历于五脏六腑。原者,三焦之尊号也,故所止辄为原。"脏腑经络结构相联,功能相应,各种生命活动,包括脾胃运化、精气输布、情志的调节等,均是气的升降出入,气化的结果。

《素问·六微旨大论篇》云："升降出入，无器不有。故器者，生化之宇。器散则分之，生化息矣。"气的升降出入运动失和，则表现为病理状态。《素问·举痛论篇》："百病皆生于气也。"人体的各种病理变化皆因气机失调。《素问·六微旨大论篇》："至而至者和，至而不至，来气不及也；未至而至，来气有余也……逆则变生，变则病。"

由于气的中介作用，将人体的病变联系起来，局部与整体病变相互影响，病变部位常相互征显。《素问·玉机真脏论篇》："五脏相通，移皆有次。"张仲景《金匮要略·脏腑经络先后病脉证第一》云："夫治未病者，见肝之病，知肝传脾，当先实脾。"

对疾病的治疗，当各随五脏之气所喜者求之。《金匮要略·脏腑经络先后病脉证第一》曰："五脏病各有得者愈，五脏病各有所恶，各随其所不喜者为病。""四季脾旺不受邪，即勿补之……夫肝之病，补用酸，助用焦苦，益用甘味之药调之。酸入肝，焦苦入心，甘入脾，脾能伤肾，肾气微弱，则水不行，水不行，则心火气盛，心火气盛则伤肺，肺被伤则金气不行，金气不行则肝气盛。故实脾，则肝自愈，此治肝补脾之要妙也。肝虚用此法，实则不再用之。经曰：'虚虚实实，补不足，损有余'，是其义也。余脏准此。"

又如，金元之张元素在《脏腑标本虚实寒热用药式》提出脏腑寒热虚实的学说脏腑辨证学说，每一脏腑均从生理、病理、演变、预后及治疗方药等方面进行阐述，把药物的性味归经与脏腑的标本寒热虚实的变化紧密地联系在一起，使脏腑辨证论治形成了一个完整的体系。

恒动观的"气一元论"将人体作为整体来观察，动态、变化、发展地阐释生命现象、病理过程，完善了中医学的整体观念。

（三）人是形神合一的整体

"形神合一"是中医学对于生命整体性的重要认识。"形"是事物的形体、形状，《管子》"物固有形，形固有名"。"论理人形，列别脏腑"（《素问·阴阳应象大论篇》）在医学，"形"是对五脏六腑、四肢百骸等有"形"躯体的抽象和概括，是功能的载体。"神"是指生命活动的一切表现、灵明神气及思维活动。《灵枢·小针解》曰："神者，正气也"，《素问遗篇·刺法论》曰"神失位，使神采不圆"，《素问·灵兰秘典论篇》曰："心者，君主之官，神明出焉。"

"形神合一"指的是形体和精神两者相互统一，就是形与神之间协调一致，合而为一的状态。《素问·上古天真论篇》云:"上古之人,其知道者,法于阴阳,和于术数,食饮有节,起居有常,不妄作劳,故能形与神俱,而尽终其天年,度百岁乃去。"人的形体和精神达到协调统一,气机和畅,人与天地之气相通,适应外界环境变化,这是神的作用。

"神"是"形"的生命体现,《灵枢·九针十二原》曰"粗守形,上守神",《素问·上古天真论篇》言"形体不弊,精神不散",若神失内守,"形乃大伤";"形"是神存在的载体,《素问·八正神明论篇》"故养神者,必知形之肥瘦,营卫血气之盛衰",《淮南子》说"神主形从",荀子说"形具而神生"(《荀子·天论》),张介宾《类经·针刺类》言"形者神之体,神者形之用"。

范缜在《神灭论》说:"神即形也,形即神也。是形存即神存,形谢则神灭也。"《灵枢·天年》云:"百岁,五脏皆虚,神气皆去,形骸独居而终矣。"《类经·针刺类》云:"无神则形不可活。""神去离形谓之死。"形神并存并亡。形神相须,形神一体,不可分离。

"神"是生命活动的主宰,神"恬淡虚无"则生"真气",能强身御疾。外界虚邪贼风避之不难,难的是让"神"保持"恬淡虚无"的状态,但只要做到为人豁达、活的潇洒、待人宽容、处世厚道、全神识度,便可"怡神保形、延年益寿"。

"两精相搏为之神""五脏者,所以藏精神血气魂魄者也"(《灵枢·本藏》),形神亦是气之聚散,"形神合一"是气一元论中医生命观的重要体现。

《易经·系辞下》"为道屡迁,变动不居。"世间万物千变,乃阴阳之变,惟一气耳。在气一元论的影响下,中医以气化和阴阳之变来阐明生命的生化原理,建立了一个人与时空、万物相统一,身体各部分相互关联,形神一体的中医理论体系。

第二节 "唯变所适"促进中医学术的创新发展

一、"穷则变,变则通,通则久",中医理论创新是学术发展的内在要求

春秋战国至两汉时期,《内经》《伤寒杂病论》等一大批经典医学著作的相继问世,代表了中医药学术理论体系的基本确立。中医理论体系的建构全面

吸纳了中国传统文化的要素与精华,融汇了天文、历算、物理、数学、哲学等多种知识,是对宇宙、自然、生命、疾病等各种现象的思考与总结,是一个开放的、综合集成的知识体系。清代吴塘说:"医非小道,非格致诚真者不能。上而天时,五运六气之错综,三元更递之变动;中而人事得失好恶之难齐,下而万物百谷、草木、金石之异宜。非真用格致制动者能知性味之真邪?"[1]

中医学术是在各种不同学术观念的争鸣与交融中,各种学派或流派的碰撞与交流中发展起来的。如金元时代,刘河间在运气学说已成官学、局方一统天下的背景下,提出"五运六气有所更,世态居民有所变",批判了"发表不远热"之说,创立六气病机学说。张洁古大声疾呼"运气不齐,古今异轨,古方新病,不相能也",创脏腑寒热虚实补泻模式的脏腑病机学说。张子和对汗吐下三法祛邪理论的发明、李东垣创立"甘温除热"大法、朱丹溪创立养阴法则,都是在全面继承和质疑批判的"破、立"过程中结出的累累硕果,最终打破唐宋以来崇尚验方、喜温言补、偏执于局方的僵局,促使"医学为之一变",形成了全新的局面。中医在发展中也不断融入道医学、佛医学、阿拉伯医学和包括西医学等其他医学的知识内容,不断丰富完善,使学术体系能更好地适应自然气候及地理环境的不同,社会经济及生活方式的改变,疾病谱改变等对医学发展的要求。

中医学术体系应该是一个开放的体系,今天中医学术的发展也应当以一种开放的姿态来拥抱一切当代在科学、技术、人文领域的成果,不断创新融合,使传统学术达到时代的高度,焕发新的活力。

二、"唯变所适",返本开新,促进中医学术体系的创新

"人法地,地法天",古代先祖通过对天穹的观察研究,发现在变幻不定的世界里,群星列布,日月运行,周而复始,亘古不变。地上寒热温凉、昼夜交替,随日月运行而变。由是,古人以天为道,把天体、日月运行轨迹与地球视运动互动的固定关系,确认为天之定数,并抽象出阴阳、五行、八卦等观念体系和演算模式,来进一步推演、归纳地球的气候、物候乃至万事万物的变化和联系。

按顺序展开、变化,周而复始,永恒往复,是宇宙的基本秩序。

---

[1]　沈洪瑞.历代名医医话大观[M].太原:山西科学技术出版社,1991:517.

"道生一,一生二,二生三,三生万物"(《老子》),世界由"一"分化而来,气一元论把世界变化和万物相联变成一个统一的整体。

在这样的宇宙观和知识体系基础上建立的医学体系,上接天文,下应地理,中合人事,是一个体现天人关系、人际关系和身心关系交织生命现象的复杂系统,并一直指导着临床医学实践,直到今天。

这个系统呈现了当代复杂科学系统论一些基本的特点:

(1)整体性是现代复杂科学系统论的最基本特点。整体、恒动是中医生命观的基本特点,人体是一个结构同源,五脏、六腑、五官、五体、九窍等相互关联、功能相协调、与环境相适应的统一的生命体。整体性原则也是中医临床思维的基本要求。

(2)中医在天人合一观点下形成的生命观,对身体生理活动和病理演化的认识,符合系统的开放性原理。开放恰当,机体处在变易和谐的稳态之中,整个系统会变得更加健康;开放不恰当,机体失去稳态,则可能走向病态。自稳态是复杂复杂科学体系的特点。

(3)中医理论中的六经辨证、三阴三阳理论、卫气营血、脏腑辨证等都是疾病和形体上的多层次性的体现,《灵枢·本神》心、意、志、思、虑、智是人在思维上的多层次性描述,五运六气理论更是以六十年一个周期,讨论人的身体与在不同时空维度的变化,这与复杂系统多层次概念一致。

(4)中医理论中的阴阳消长、相根互用、相互转化、五行的相生相克关系体现了自组织系统理论中的协同论观点,临床上"正气存内,邪不可干""扶正祛邪"等思想是人体自组织性、自发地到达"目的点"的不同表现形式。

钱学森在一封信中说,"我并不是个中医,但我认为传统医学是个珍宝,因为它是几千年实践经验的总结,分量很重。更重要的是:中医理论包含了许多系统论的思想,而这是西医的严重缺点。"[①]

在整体、恒动变易思维引导下形成的中医理论以及历代积累起来的临床经验,到今天仍然在临床上使用,在健康维护、常见病、疑难病的治疗中发挥着独特的作用,并纳入了国家医疗卫生体系,说明了中医的客观有效,显示了强大的生命力。

同时,中医理论的表述方式、思辨地把握疾病的临床模式,与以还原论主

---

① 涂元季.钱学森书信:1卷[M].北京:国防工业出版社,2007:123.

导的现代科学体系不相容,中医学术学理的变革发展有着内在的逻辑和需求。

现代科学把自然界视为复杂系统,20 世纪 80 年代以来逐步发展起来的复杂系统理论,统一了还原论与整体论,努力用系统思维方式把握全貌。这些理论为科学发展提供新思路引导科学到新高度,也为中医理论创新转化提供了契机。

钱学森有个设想,"把人体作为一个对环境开放的复杂巨系统,那我们就可以用系统科学的理论,把中医、西医、少数民族医、中西医结合、民间偏方、电子治疗以及心理治疗等几千年人民治病防病实践经验总结出一套科学全面的医学——治病的第一医学、防病的第二医学、补残的第三医学和提高功能的第四医学。"[①]

当代信息科学技术迅猛发展,大数据储存、5G 通讯、人工智能等,为巨量的跨领域、跨学科、跨层次的数据集成和处理提供了工具,以现代复杂系统方法研究中医有了现实的可行性。

返本开新,创新转化,创立一个整体观和还原论统一的,体现中国智慧的新医学,这是未来的历史责任。

北宋大儒程颐曰:"易,变易也,随时变易以从道也。"

《易传·系辞上》曰:"为道也屡迁。变动不居,周流六虚,上下无常,刚柔相易,不可为典要,唯变所适。"中医学自身的发展也必须"唯变所适",适应时代的发展,不断创新变革,才能生生不息,日久弥新。

---

① 涂元季,钱学森书信:1 卷[M].北京:国防工业出版社,2007:286.